Ingo Stober

Ich werde Ernährungs-Profi!

- Informiert: Den eigenen Körper verstehen und Wissen über Lebensmittel aufbauen

- Nachhaltig: Niemals wieder Diät durch richtigen Umgang mit dem Überangebot

- Mehr Lebensfreude: bewusst leben und genießen

Die Idee des Ernährungs-Profis

- Wir leben im Schlaraffenland – Lebensmittel gibt es im Überangebot
- Viele Menschen sind überfordert im Umgang mit dem Paradies – die Folge: Übergewicht nimmt stark zu
- Hauptursache ist fehlendes Wissen über den Bedarf des eigenen Körpers sowie die Inhaltsstoffe der Lebensmittel
- Der Ernährungs-Profi möchte sich langfristig gesund und vielfältig ernähren, zusätzlich seine Gesundheit durch viel Bewegung fördern
- Nur eine langfristige Umstellung und ein verändertes Verhalten führen zum Erfolg
- Das Fundament dafür ist der Aufbau von Basiswissen zur Ernährung, um Lebensmittel bewerten zu können und die eigene Lebensweise dementsprechend zu gestalten
- Dieses Buch arbeitet nicht mit allgemeinen Motivationsäußerungen nach dem Motto „Du schaffst das", sondern gibt konkrete Tipps zur direkten Umsetzung. Also Lesen und einfach sofort machen!
- Gleichzeitig soll es einen konkreten Weg weisen durch eine Welt voller verführerischer Lebensmittel und gleichzeitig verwirrender Informationen, die sich häufig sogar gegenseitig widersprechen. Also nicht zu viele Gedanken machen und jedem neuen Trend hinterherjagen – sondern vielfältig leben und ansonsten entspannen!

Vorab: Zum Gebrauch dieses Buches

- Dieses Buch ist dein persönliches Arbeitsbuch. Daher solltest du es nicht in seinem Ursprungszustand lassen, sondern bearbeiten. Das bedeutet, dass du für dich wichtige Themen im Buch unterstreichen oder mit einem Textmarker kennzeichnen kannst. Gleichzeitig empfehle ich dir passende Gedanken zu einzelnen Passagen direkt in das Buch oder an den Rand schreiben. So hast du – wenn du mal wieder in das Buch schaust – gleich das komplette Bild beisammen.
- Zugleich enthält dieses Buch für einige Schritte Musterblätter und Vorlagen. Diese kannst du mit deinen eigenen Gedanken und Worten füllen.
- Dieses Buch enthält Anregungen zur Verbesserung deines Lebens. Es ist jedoch deine Entscheidung, es kommt auf dich an, was du daraus machst.
- Und jetzt geht´s los. Trage deinen Namen in das freie Feld unten ein und ergänze im Satz untendrunter das heutige Datum. Das Startdatum für deinen Veränderungsprozess.

Ich,   **,**

werde Ernährungs-Profi!

Damit beginne ich am

Inhalt

Der Autor

- Ingo Stober ist 38 Jahre alt, verheiratet und Vater von 2 Kindern (2 und 4 Jahre)

- Der Diplom-Betriebswirt ist spezialisiert auf Einzelhandel und Hersteller von Konsumgütern – daher kennt er die Tipps und Tricks zur Vermarktung an Kunden aus erster Hand. Schließlich hat er häufig im Rahmen von Optimierungskonzepten selber Maßnahmen entwickelt, um den Kunden noch mehr Produkte zu verkaufen.

- Gleichzeitig hat er bei seiner Arbeit für verschiedene Unternehmen erlebt wie lang und steinig der Weg von der ersten Idee bis zur wirklichen Umsetzung sein kann. Es funktioniert nur, wenn klare Ziele gesetzt werden, die Motivation stimmt und auch Durchhänger gemeistert werden.

- Ingo hat auch persönlich alle Höhen und Tiefen von gesunder sowie schlechter Ernährung erlebt. Kurz vor dem Abitur erkrankte er an Magersucht und magerte bei 1,78m Körpergröße auf 48kg ab.

- Es gelang ihm letztlich aus eigener Kraft sich selbst aus dem Strudel von Hungern und Essattacken herauszuziehen. Seit 20 Jahren ist er auf seinem persönlichen Idealgewicht ohne jemals wieder eine Diät gemacht zu haben.

- Seit fast 10 Jahren lebt er mit seiner Frau Tanja zusammen, die von sich selbst sagt: „Durch Ingo habe ich viel gelernt. Seit ich ihn kenne, habe ich keine Gewichtsprobleme mehr."

- Ingos Erkenntnis: nur durch eine langfristig ausgewogene Lebensweise erreichst du dein Ziel. Du brauchst nie wieder Diäten, bist glücklicher, erfolgreicher und leistungsfähiger im Leben.

- Ingo ist begeisterter Läufer und hat an diversen Halbmarathons teilgenommen. Gemäß seiner Devi-

se „Keine unrealistischen Extreme" möchte er alle
zu mehr Bewegung aufrufen – und nicht unrealisti-
sche Ziele ausrufen wie „Ich laufe jeden Tag" oder
„Jeder kann Triathlon machen"

- „Ich werde Ernährungs-Profi" ist eine einmalige
Kombination aus notwendigem Basiswissen über
Ernährung, konkreten Verhaltenstipps und ein Rat-
geber zur Zielsetzung und Motivation – der auch in
schwierigen Phasen hilft. Einfach zu verstehen und
leicht umzusetzen – für jeden!

1. Wir leben im Schlaraffenland – und das hat Folgen

- **Wir leben im Schlaraffenland – Essen ist überall verfügbar**
- **Mit wenig Bewegung kommen wir gut durch den Alltag – denn wir haben Autos, öffentliche Verkehrsmittel, Rolltreppen und Aufzüge**

In Deutschland herrschen paradiesische Zustände, denn Essen ist überall verfügbar. An jeder Ecke sind Bäckereien anzutreffen. Ein dichtes Netz von Supermärkten überzieht das Land. Eine Vielzahl von Restaurants, Imbissen und Fast-Food-Restaurants steht rund um die Uhr zu unserer Verfügung. Hungern muss hier keiner. Ganz im Gegenteil – Essen ist im Überfluss vorhanden. Gemessen an unseren Einkommen sind die Nahrungsmittel auch noch günstig und häufig schon direkt zum sofortigen Verzehr vorbereitet. Wir können Essen, soviel wir wollen.

Genauso paradiesisch ist, dass wir mit wenig Bewegung gut durch den Alltag kommen, denn wir haben uns technische Hilfsmittel geschaffen. Autos bringen uns zur Arbeit. Wir nutzen Busse, U-Bahnen, Straßenbahnen, Züge und Flugzeuge. Für die Distanzen in Gebäuden stehen uns Rolltreppen sowie Aufzüge zur Verfügung. Auch das Einkaufen wird durch das Internet immer bequemer – du brauchst überhaupt nicht mehr vom Sofa aufzustehen.

Und am Arbeitsplatz? Körperlich schwere Arbeit ist hier nur noch selten anzutreffen. Maschinen und Roboter erleichtern uns viele Tätigkeiten wesentlich. Arbeiten, die den menschlichen Körper intensiv belasten, gibt es nur noch selten.

Unser Leben hat sich also stark gewandelt. Und die verheerende Kombination aus größerem Essensangebot und gleichzeitig weniger Bewegung zeigt deutlich ihre Folgen:

Die Deutschen essen zu viel und bewegen sich zu wenig

In Deutschland wird zu kalorienreich und zu fettig gegessen. Häufig sind es vor allem die „versteckten Fette" in Wurstwaren, Fertiggerichten und Chips, die negativ zu Buche schlagen.

Von den gesunden Lebensmitteln essen wir hingegen deutlich zu wenig. 87% der Deutschen essen weniger als die empfohlenen 400g Gemüse pro Tag. Und 59% verzehren weniger als die angeratenen 250g Obst je Tag.[1]

Deutschland bewegt sich zu wenig
Das Meinungsforschungsinstitut Forsa hat gerade im Auftrag der Techniker Krankenkasse eine aktuelle Umfrage zur Bewegung veröffentlicht, die wenig erfreuliche Ergebnisse zeigt:[2]
* 7 Stunden sitzt der Deutsche pro Tag
* nur 30 min bewegen wir uns im Schnitt zu Fuß oder mit dem Fahrrad – angemessen wäre mindestens 1 Stunde
* 52% der Deutschen treiben gar keinen Sport – in 2007 waren es noch 46%
* 45% geben als Grund an „kann mich nicht aufraffen"
* Zeit ist jedoch für 3,2h tägliche Beschäftigung mit TV, Computer, Tablet & Co.

---

[1] Nationale Verzehrsstudie II, Ergebnisbericht, Max-Rubner-Institut, Bundesforschungsinstitut für Ernährung und Lebensmittel, 2008, S. XXI
[2] Beweg dich, Deutschland! – TK-Studie zum Bewegungsverhalten in Deutschland, Techniker Krankenkasse, Hamburg, Juli 2013

- Die Konsequenz: nur 40% bezeichnen ihren Gesundheitszustand als gut bzw. sehr gut, von den Sportlern jedoch 90%

Der Deutsche wird also immer bequemer. Er bewegt sich zu wenig, verliert sogar zunehmend das Interesse an Sport. Ein Mitgrund sind Computer, TV, Smartphones, Tablet & Co. Für diese Geräte wird mehr und mehr Zeit eingesetzt – die für die körperliche Bewegung fehlt.

Zugleich kommt es zu einer Trennung in zwei Klassen
- die Bewegungslosen: treiben keinen Sport, fahren zum Büro möglichst Auto, sitzen im Büro und schauen in der Freizeit TV
- die Intensivbeweger: sie laufen gerne oder nehmen das Fahrrad, stehen auch im Job häufiger mal auf und treiben in der Freizeit Sport.

Zur Gruppe der Bewegungslosen gehören auch häufig die Übergewichtigen. Sie befinden sich in einem Teufelskreis. Sie bewegen sich – gehemmt durch ihr Gewicht – noch einmal weniger als der Durchschnitt. 61% von ihnen treiben nie Sport. Allerdings würden 80% das gerne ändern und sportlicher werden – es fehlt jedoch der Impuls und der Wille zur Umsetzung.

Wir nehmen zu und werden dick

In Deutschland hat das jüngste Gesundheitsmonitoring des Robert-Koch-Institutes erschreckende Zahlen ergeben: [3]
- 67% der Männer und 53% der Frauen sind übergewichtig

---

[3] Ein Viertel der Deutschen ist zu dick, Süddeutsche Zeitung, 8. August 2013, S. 8

- 23% der Männer und 24% der Frauen sind sogar stark übergewichtig
- 41% der Erwachsenen üben in normalem Alltag keine gemäßigte körperliche Betätigung aus.[4]

Eine dramatische Zunahme: Heute sind 3x so viele Erwachsene übergewichtig wie in den 80er Jahren.

Wann ist man eigentlich übergewichtig bzw. adipös? Dazu gibt es eine einfache Methode: der Body Mass Index (BMI), der wie folgt berechnet wird:

$$BMI = \frac{\text{Körpergewicht (z.B 70kg)}}{(\text{Körpergröße in m})^2}$$

Der sich daraus ergebende Wert legt nun eindeutig fest, welcher der fünf Gewichtsklassen du angehörst:

Gewichtsklasse[5]	BMI
Untergewicht	< 18,5
Normalgewicht	18,5 bis 24,9
Übergewicht	25,0 bis 30,0
Adipositas	31,0 bis 40,0
Starke Adipositas	> 40,0

Interessant ist dabei noch der Hinweis, dass die American Medical Association – die mächtigste Ärzteorganisation der Welt – nun beschlossen hat, dass Übergewicht an sich

---

[4] 25 bis 70 Prozent der Erwachsenen in der Europäischen Region sind übergewichtig, Weltgesundheitsorganisation, Regionalbüro für Europa, 9. Dezember 2010, http://www.euro.who.int/de/who-we-are/regional-director/news/news/2010/12/2570-of-adults-in-europe-are-overweight
[5] Weltgesundheitsorganisation (WHO)

schon eine Krankheit ist. [6] Ab einem BMI von 30 – also der Adipositas - gelten die Patienten als krank. Es bedarf somit gar keiner Folgeerkrankungen aus dem Übergewicht mehr (wie z.b. Diabetes, Herz-Kreislauf-Erkrankungen) – allein das Übergewicht gilt nun als Krankheit. Denn der Körper lässt sich eine Zeit lang schlechtes Essen gefallen – dann reagiert er jedoch mit Krankheiten.

Die Weltgesundheitsorganisation (WHO) spricht sogar davon, dass „die Adipositasepidemie eine der schwersten Herausforderungen für die Gesundheitspolitik in der Europäischen Region" ist. [7] Der Trend ist v.a. bei Kindern und Jugendlichen alarmierend.

Dabei sind die Folgen von Übergewicht und Bewegungsmangel erheblich – gefährlich für die Gesundheit und das eigene Leben: [8]
- Das Selbstwertgefühl der Übergewichtigen ist schlecht – sie fühlen sich nicht wohl, sind unzufrieden.
- Gelenke werden geschädigt, da sie nicht für das hohe Gewicht ausgelegt sind
- Blutzuckerspiegel und Blutfettwerte sind erhöht – jeden Tag erkranken in Deutschland 1.000 Menschen neu an Diabetes [9]
- Das Risiko für viele Krebserkrankungen steigt

---

[6] Vollschlank und krank, Frankfurter Allgemeine Zeitung, 10. Juli 2013, S. 25
[7] Europäische Ministerkonferenz der WHO zur Bekämpfung der Adipositas, Istanbul, 15.-17. November 2006, Europäische Charta zur Bekämpfung der Adipositas S. 1
[8] Martin Wabitsch, Präsident der Deutschen Adipositas-Gesellschaft und Diabetologe Universitätsklinikum Ulm in „Wer ist hier dick?", Berliner Morgenpost, 29. Juli 2013, S. 7
[9] Gefangen in einem dicken Körper, René Pietz, Frankfurter Allgemeine Zeitung, 21. August 2013, S. N2

- Herz-Kreislauf-Erkrankungen wie Bluthochdruck und Herzversagen treten verstärkt auf
- Chronische Atemwegserkrankungen breiten sich aus

Diese Erkrankungen sind bereits für 86% aller Todesfälle und 77% der Krankheitslast in den europäischen Ländern verantwortlich. Und somit gehen auch bis zu 8% der Gesundheitsausgaben auf das Konto der Fettleibigen.

Die Perspektive? Es wird noch schlechter
Und die Perspektiven sehen noch schlechter aus. So hat sich allein zwischen 2008 und 2010 der Anteil der dicken Kinder in Europa von 25% auf 33% erhöht. Und die Probleme beginnen immer früher: so ist bereits jedes 10. Kind heute schon im Mutterleib übergewichtig![10] Hier wächst die nächste Generation der Übergewichtigen heran – und es werden noch mehr sein als heute. Mit dramatischen Folgen für die Lebenserwartung:

Die Kinder von heute könnten daher die erste Generation sein, die statistisch früher stirbt als ihre Eltern – so die Ärztepräsidentin Ardis Hooven.[11]

---

[10] Gefangen in einem dicken Körper, René Pietz, Frankfurter Allgemeine Zeitung, 21. August 2013, S. N2
[11] Vollschlank und krank, Frankfurter Allgemeine Zeitung, 10. Juli 2013, S. 25

2. Warum können wir mit dem Überangebot nicht umgehen?: Wir wissen zu wenig über unser Essen!

- **Genetisch sind wir programmiert bei Überangebot auf Vorrat zu essen**
- **Wir sind nicht diszipliniert genug im Umgang mit dem paradiesischen Überfluss**
- **Wir wissen zu wenig über unser Essen – und ernähren uns damit falsch (zu fett, zu kalorienreich, zu nährstoffarm)**
- **Stress – unser heutiger Lebensstil setzt unseren Körper kontinuierlich unter Druck – führt damit zur kontinuierlichen Überzuckerung und Fetteinlagerung**

Genetisch sind wir programmiert bei Überangebot auf Vorrat zu essen

Grundsätzlich kommt das aktuelle Überangebot unserem Körper durchaus entgegen. Denn wir sind genetisch so programmiert, dass wir möglichst viel essen, wenn es denn verfügbar ist. Warum? Nun, das ist ein Steuerungssystem unseres Körpers, das es aus vergangenen Zeiten bis in das heutige Leben geschafft hat. Damals gab es häufig Notzeiten, in denen Lebensmittel knapp waren. Also war die Fähigkeit auf Vorrat zu essen elementar, um überhaupt überleben zu können und die immer wiederkehrenden Dürreperioden zu überstehen. Heute stellt sich die Situation komplett anders dar. Es gibt keine Notzeiten mehr und wird sie auf Sicht auch nicht mehr geben – zumindest in Deutschland. Also ist dieses Steuerungssystem veraltet und muss erneuert werden, denn es schadet dem Körper heute mehr als dass es ihm nützt. Wir müssen also dieses genetisch falsche Programm bewusst übersteuern – uns gegen das entscheiden, was unsere Gene uns empfehlen wollen. Das machen jedoch wenige, denn

Wir sind nicht diszipliniert genug im Umgang mit dem paradiesischen Überfluss. Zu viel Auswahl macht uns schwach, zu viele Verführungen lauern – und die Disziplin ist wenig ausgeprägt. Zumal wir häufig auch in der Kindheit so konditioniert worden sind, dass es gut ist, wenn man viel isst. Wer kennt nicht die Sprüche wie „Iss deinen Teller auf, dann kannst du aufstehen" oder „Wenn du jetzt nicht aufisst, dann wird es morgen schlechtes Wetter." Alles grober Unfug und so wird frühzeitig der Grundstein dafür gelegt, dass wir mehr essen als wir eigentlich Hunger haben. So werden wir zum Opfer der eigenen Regeln.

Zudem haben die meisten Vielesser das Gefühl dafür verloren, wann sie satt sind. Sie essen nicht nur zu den Hauptmahlzeiten, sondern auch zusätzlich zwischendurch. Und das nicht aus Hunger, sondern aus Frust oder Langeweile.

Wir wissen zu wenig über unser Essen – das mag angesichts der Fülle von Informationen, die auf uns einströmen, erst einmal paradox klingen. Doch Unwissen über den Kalorienbedarf des Körpers und auch den Energiegehalt von Lebensmitteln ist in Deutschland weit verbreitet.

Mehr als die Hälfte der Deutschen kennt ihren Kalorienbedarf pro Tag nicht (52,6%) – bei Männern 54% und bei Frauen 51,2%.[12] Wie sollst du dich also richtig verhalten, wenn du den Bedarf gar nicht kennst?

Auch bei der zweiten Komponente – dem Energiegehalt der Lebensmittel – ist Unwissen vorherrschend.

---

[12] Nationale Verzehrsstudie II, s. 102

Dies wurde mir erneut klar als ich dieses Buch schrieb und auf einer Parkbank saß. Zunächst war ich allein, doch dann setzte sich ein korpulenter Mann neben mich – in der Hand eine handelsübliche 1-Liter-Packung mit Vollmilch. Er schraubte den Drehverschluss auf und fing an zu trinken. Es war ein heißer Sommertag und er hatte offensichtlich Durst. Er setzte den Karton nach einer Weile ab, pausierte kurz und fing erneut an zu trinken. Ich war fasziniert bis erschrocken und konnte gar nicht mehr weiterschreiben. 2 Minuten später war der Milchkarton leer und er zerdrückte ihn sorgfältig. Puuhh, dachte ich. Jetzt hat er gerade mit dem Liter Milch 670 Kalorien zu sich genommen. Also ungefähr 1/3 seines kompletten Tagesbedarfs – einfach in 2 Minuten heruntergestürzt. Der Mann war eine stattliche Erscheinung – ein wirkliches Mannsbild könnte man sagen. Doch in dieser Situation tat er mir fast leid, denn offensichtlich war ihm gar nicht bewusst, wie energiereich die Milch ist und wieviel Kalorien er seinem Körper gerade zugeführt hatte.

Das ist auch leicht erklärbar, denn wir lernen es nirgendwo. In der Schule wird einem das nicht beigebracht. Die Eltern haben häufig auch nur ein begrenztes Wissen. Zugleich sind sie in einer anderen Generation aufgewachsen, in der es manche Nahrungsmittel noch nicht gab und auch das Level der körperlichen Aktivität deutlich höher war als heute.

Woher soll das Wissen also kommen zu den Kernfragen:
- Was braucht unser Körper eigentlich?
- Was geben wir ihm mit unserer täglichen Nahrung?

Damit ernähren sich viele Menschen falsch und ungesund, ohne es eigentlich zu wissen. Sie essen zu viel, zu fett und zu nährstoffarm.

Neulich las ich in einem Interview zu Nahrungsergänzungsmitteln das folgende Statement von Ilmar Wienecke:

Wenn ich in mein tägliches Umfeld schaue und das Ernährungsverhalten der Menschen beobachte, bin ich teilweise entsetzt. Nicht jeder ist so diszipliniert, die Vorgaben der DGE einzuhalten[13]

Ja, so geht es mir auch manchmal. Daher geht es vor allem darum diese Unwissenheit zu beseitigen.

Andere Länder – andere Sitten
In den USA kommt noch ein spezielles Problem hinzu: die Riesenportionen. In diesem nicht nur flächenmäßig großen Land hat man in vielen Bereichen ein anderes Verhältnis zur Größe. Die Autos haben alle einen V8-Motor und alles ist ein bisschen größer als in Europa. Leider auch die Mahlzeiten. Getränke werden nur in riesigen Eimern serviert. Und auch die Essensportionen sind häufig komplett überdimensioniert. Diese gigantischen Becher und Teller führen dazu, dass die Menschen gar nicht mehr wissen, was eigentlich normal und ausreichend ist. Das Essen – besser gesagt Fressen – wird zum Event, bei dem man möglichst viel in sich hineinschaufelt. Vom 1kg-Frühstücks-Burrito über Zimtschnecken in der Größe einer Handtasche bis zu 2kg-Steaks. Hier wird hemmungslos alles in sich hineingefuttert. Anscheinend ohne Rücksicht auf Verluste. Auf DMAX kannst du das in der Sendung „Verdammt lecker – Nachschlag für Adam Richman" live beobachten. Das hat mit der Grundfunktion des Essens – den Körper mit lebenswichtigen Nährstoffen zu versorgen – nichts mehr zu tun. Ich empfehle zur Abschreckung mal solch eine Sendung anzusehen.

---

[13] Ilmar Wienecke, Gründer und geschäftsführender Gesellschafter der SALUTO GmbH, Karotte oder Kapsel?, Alverde, Dm, 7/2013

Ernährungstipps überall – Verwirrung durch zu viel Information

An Informationen zur Ernährung mangelt es eigentlich nicht. Wenn ich das Fernsehprogramm an einem beliebigen Tag aufschlage, so finde ich Ernährungssendung neben Ernährungssendung. Auf dem einen Sender kocht der Sternekoch Lafer, auf dem anderen ist Jamie Oliver am Werk. Das ARD Buffet liefert täglich Tipps und bei RTL kämpft Alexa um ihre Kilos. Dazu kommt „Die Ernährungslüge" oder „Was uns wirklich fit macht".

Zwei Drittel der Deutschen (66,3%) informieren sich aus verschiedenen Quellen und mit unterschiedlicher Intensität über Ernährungsfragen. Hier führen mit 74,3% eindeutig die Frauen – sie fühlen sich (immer noch) für die Ernährung verantwortlich. Bei den Männern sind es lediglich 58,1%.[14]

Medien skandalisieren häufig – wirklich umsetzbare Tipps sind rar

Bei Kabel 1 stellen Lebensmittelkontrolleure dar, was für schlimme Küchen und Imbisse es in Deutschland gibt. Daneben „Rach deckt auf" auf RTL oder auch „So giftig ist unser Essen" bzw. „Was kann man noch essen?".

Auf RTL 2 sind „Die Küchenchefs" in ganz Deutschland unterwegs und auf Kabel 1 wird mit „Rosins Restaurants – Ein Sternekoch räumt auf!" die gastronomische Welt verbessert. Wenn du diese Sendungen siehst, dann denkst du, dass in ganz Deutschland nur noch Dilettanten in den Küchen unterwegs sind. Es wäre zur Abwechslung schön, wenn was Positives berichtet würde. Sonst geht es eigentlich

---

[14] Nationale Verzehrsstudie, S. 103

immer nach dem Motto „So etwas Schlimmes habe ich ja noch nie gegessen. Der Koch hier verdient seinen Namen nicht".

Die angeblich gesunden Tipps der Starköche im Fernsehen sind häufig gar nicht gesünder. Das British Medical Journal hat eine Studie veröffentlicht, wonach die Rezepte von Jamie Oliver & Co. im Durchschnitt sogar mehr Kalorien, Fette und gesättigte Fettsäuren als Fertiggerichte aufwiesen.[15] Kurz darauf untersuchte das Fachjournal Food and Public Health rund 900 Rezepte von 26 Promiköchen. Und kam zum Schluss, dass die Bestseller der Branche „ein bislang unterschätzter Faktor bei der Entstehung des Übergewichts sein" könnten. Ein herber Rückschlag, wenn die bislang als so positiv eingeschätzten Tipps der Promiköche in Wirklichkeit das Gegenteil bewirken!

Weiter geht es mit guten Ratschlägen: Die Deutsche Gesellschaft für Ernährung (DGE) hat 10 Tipps zur Ernährung bereitgestellt.[16] Unter anderem den Hinweis, dass man nur sehr sparsam Fleisch essen soll – 40g pro Tag. Das sind gerade einmal 2 Scheiben Kochschinken. Dafür viel Obst und Gemüse und Produkte auf Getreidebasis.

Gleichzeitig propagiert im Fernsehen eine andere Ernährungswissenschaftlerin, dass das ideale Abendessen „Gebratenes mageres Fleisch mit gedünstetem Gemüse" ist. Kohlenhydrate bitte weglassen. Aha. Solch eine reguläre Portion mageres Fleisch umfasst 150-200g. Damit ist oben empfohlene Tagesdosis schon weit überschritten. Immerhin besteht beim Gemüse Einigkeit. Bei den Kohlenhydraten – also v.a.

---

[15] Küchen-Zauber, Süddeutsche Zeitung, 12. August 2013, S. 16
[16]

http://www.dge.de/modules.php?name=Content&pa=showpage&pid=15

Getreideprodukten wie Brot, Nudeln etc. dann schon wieder komplett entgegengesetzte Tipps.

Es werden den Menschen also viele – ja wahrscheinlich sogar zu viele Informationen angeboten. Wenn du arbeitest, eventuell Familie hast, Hobbies betreiben möchtest und gerne Freunde triffst – dann bleibt wenig Zeit all diese Informationen selber auf den Wahrheitsgehalt zu überprüfen. Das kann auch gar nicht deine Aufgabe sein. Zumal zahlreiche Beiträge sich auch noch gegenseitig widersprechen.

Die Wirkung der vielen Informationen ist daher sehr beschränkt. Sie scheinen viele Menschen gar nicht zu erreichen.

Lebensmittelskandale gibt es fast jeden Monat
Und sonst? In schöner Regelmäßigkeit gibt es neue Lebensmittelskandale – die wir genauso schnell wieder vergessen, wie sie plötzlich aufgetaucht sind.

Oder erinnerst du dich noch

* August 2007: 200 Tonnen Gammelfleisch werden in Bayern umetikettiert und in Berlin zu Döner verarbeitet.
* April 2009: Analogkäse taucht auf Pizzen und in Fertiggerichten auf. Käseimitate, bei denen statt hochwertiger Milch nur billige Pflanzenfette mit Eiweißpulver, Aromen, Emulgatoren sowie Salz und Geschmacksverstärker vermengt werden. Das Resultat sieht täuschend ähnlich aus und schmilzt auch sehr schön. Daneben ist es auch noch 1/3 billiger als Käse – auf Grund der minderwertigen Stoffe kein hochwertiges Lebensmittel. Die Verbraucherproteste haben gewirkt. Im Einzelhandel gibt es keine Produkte mehr – in der Gastronomie sind Analogkäse immer noch verbreitet.
* Januar 2011 – Dioxinverseuchtes Futter: Ein Futtermittelhersteller hatte Fette verarbeitet, die eigentlich für die

Industrie und nicht zum Verzehr gedacht waren. Über die Nahrungskette kommt das Dioxin in Eier, Geflügel und Fleisch. Über 1.000 Höfe wurden beliefert.

- Mai 2011: Keiner wollte mehr Salat und Gemüse essen. Der Darmkeim EHEC war über verunreinigte Sprossensamen aus Ägypten nach Deutschland gekommen. 53 Menschen starben, rund 4.000 erkrankten. Die Suche nach der Quelle des Übels dauerte lange.
- Februar 2013: Pferdefleisch plötzlich in Lasagne etc. Obskure Handelswege in Europa zeigen sich, bei denen Fleisch hin- und hertransportiert sowie an vielen Stellen verarbeitet wird. Im Endeffekt weiß keiner mehr genau, woher die Zutaten kommen und was da eigentlich so verarbeitet wird.

Immer neue Lebensmittel sind betroffen, man scheint also nirgendwo mehr richtig sicher zu sein. Selbst Gemüse – das bisher als sicher galt – traf der EHEC- Skandal.

Daneben gibt es nahezu jedes Jahr mal wieder einen Bioskandal, weil aus Profitgier irgendein Händler größere Mengen konventionell erzeugter Produkte geschwind zu Bio umdeklariert hat.

Werbung = Verkaufsförderung gibt es nur für ungesunde Produkte

Die Nahrungsmittelhersteller und auch die Händler werben vor allem für ungesunde Produkte. Zigaretten, Süßwaren, Alkoholische Getränke – all diese Genussmittel werden intensiv beworben. Für die wirklich gesunden Lebensmittel wird nahezu keine Werbung gemacht. Früher gab es ja noch die Initiative „Die Milch machts" – doch die wurde irgendwann eingestellt.

Löblich sind Kampagnen wie „5 a day" in England. Hier bemühen sich Regierung und Handel gemeinsam darum, dass jeder Brite am Tag 5 Portionen Obst bzw. Gemüse zu sich nimmt.

Die Denke dahinter ist klar. Profite lassen sich vor allem mit verarbeiteten Produkten erzielen. Mit „langweiligen" Artikeln wie Brokkoli oder Gurken ist häufig keine so hohe Marge erreichbar. Daher fokussieren sich die Marktbeteiligten auf die aus ihrer Sicht interessanteren Produkte.

Wie reagiert die Politik?

Die Politik tut zu wenig angesichts der Bedrohung durch Übergewicht, die Folgekrankheiten und die daraus entstehenden Belastungen für das Gesundheitssystem.

Wenn überhaupt, dann werden nur samtweiche Präventionsgesetze verabschiedet oder freiwillige Selbstverpflichtungen der Industrie akzeptiert. So wurde längere Zeit ein einfaches Ampelsystem für die Kennzeichnung der Lebensmittel diskutiert. Mit Grün, Gelb und Rot sollte hier klar und deutlich signalisiert werden, ob ein Produkt gesund oder weniger gesund ist. Das wurde jedoch von der aktuellen Verbraucherschutzministerin abgelehnt und daher nicht umgesetzt.

In England hat der britische Starkoch Jamie Oliver eine Kampagne für ausgewogenere Kost in Schulkantinen gestartet. Allerdings äußerte der Gesundheitsminister Andrew Lansley neulich er solle endlich aufhören den Leuten vorzubeten, was sie zu essen hätten.[17]

---

[17] Satansbraten, Süddeutsche Zeitung, 10./11. August 2013, S. V1

Letztlich gilt: Jede/r Einzelne ist gefragt, übernimm Verantwortung für dein eigenes Leben!

Diäten sind ein Massenphänomen – jedoch häufig ohne nachhaltigen Erfolg

Wenn du bei Google „Diät" als Suchbegriff eintippt, so erhälst du 12.000.000 Ergebnisse – also 12 Mio. Hinweise auf Informationen.

Und der Bedarf an Informationen ist groß, denn in Deutschland sind Diäten ein Massenphänomen[18]
- 52% der Deutschen haben bereits eine Diät gemacht oder sind gerade dabei
- 5% halten regelmäßig Diät
- Dauerhaften Erfolg hatte nur jede dritte Diät (33%)

Bei den Kindern fängt es schon an. Laut dem LBS-Kinderbarometer 2013 hat jedes dritte Kind zwischen 9 und 14 Jahren schon mindestens eine Diät hinter sich.[19] Da scheint also gehörig etwas in die falsche Richtung zu laufen. Dabei ist es Aufgabe der Eltern ihre Kinder von Beginn an richtiges Essen heranzuführen. Ihnen die Vielfalt der Nahrungsmittel zu zeigen und auch klarzumachen, was sie nur in Maßen essen sollten.

Die Diät-Tipps wandeln sich stetig

Die Diät-Tipps zum angeblich erfolgreichen Abnehmen wandeln sich stetig. Mal sollst du einfach die Hälfte essen

---

[18] Grundgesamtheit: Deutsche Bevölkerung ab 14 Jahre Stichprobe: 1.009 repräsentativ ausgewählte Personen Erhebungszeitraum: 10.03. bis 14.03.2011 Erhebungsverfahren: Online-Umfrage, Quotenstichprobe Autor: Andrea Lieske. http://mingle-trend.respondi.com/de/17_03_2011/mehr-als-jeder-zweite-hat-schon-eine-diat-gemacht/
[19] http://www.lbs.de/bw/presse/initiativen/kinderbarometer/zudick

(FDH – Friss die Hälfte). Dann folgte der Boom der fettreduzierten Nahrungsmittel. Dies hat allerdings v.a. in den USA dazu geführt, dass den extrem fettreduzierten Nahrungsmitteln mit erhöhtem Zuckerzusatz zu mehr Geschmack verholfen wurde. Die Folge: das Übergewicht hat in den USA noch stärker zugenommen, denn von den 0,0%-Fett-Produkten kann ich sicherlich jede Menge essen, so dachten die Verbraucher irrtümlich.

Aktuell sind Low-Carb-Diäten wie die Montignac-Methode oder Atkins angesagt. Kohlenhydrate sollen v.a. abends möglichst vermieden werden. Dafür sollst du lieber eiweißhaltiger essen. Das ist grundsätzlich möglich, schränkt uns als freudigen Esser jedoch stark ein. Und aus eigener Erfahrung weiß ich, dass „Kohlenhydrate glücklich machen". Wenn du auf sie verzichtest, dann hinterlässt das ganz schnell ein Gefühl der Unzufriedenheit – es fehlt einfach irgend etwas. Insofern eignet sich diese Ernährungsweise wenn überhaupt nur kurzfristig.

Dinner Cancelling ist eine weitere Methode, bei der du abends einfach mal gar nichts isst. Möglichst früh abends zu essen ist OK, doch das regelmäßige Auslassen der abendlichen Mahlzeit ist auch keine Lösung. Zumal du dann nachts schon einmal mit riesigem Hunger aufwachen kannst – oder beim morgendlichen Frühstück der Heißhunger maßlos zuschlägt.

Crash-Diäten können hingegen sogar dick und krank machen.[20] Der berüchtigte Jo-Jo-Effekt ist bei radikalen Diäten besonders ausgeprägt. Denn vor allem bei Eiweißmangel greift der Körper nicht auf seine Fettdepots zurück sondern baut wertvolle Muskelmasse ab. Da Muskelgewebe Energie

---

[20] http://www.stern.de/wissen/gesund_leben/abnehmen-crash-diaeten-machen-dick-und-krank-520559.html

verbraucht ist das ein doppelt negativer Effekt, denn hierdurch sinkt der Grundumsatz weiter ab. Wenn du es übertreibst, kann sogar der Herzmuskel geschwächt werden! Auch die Speicher für lebensnotwendige Mineralstoffe und Vitamine werden entleert. Ist die Hungersnot dann vorbei, werden die Fettvorräte wieder eifrig aufgebaut und ergänzt, um die nächste Radikalkur überstehen zu können – der Jo-Jo-Effekt ist vorprgrammiert. Somit machen solche Crashdiäten nicht gesund und schlank sondern krank und dick.

Amüsiert war ich kürzlich als ich eine Anzeige der Fitness-Studiokette Mrs. Sporty las: „Bauch-weg-Urlaub. Jetzt am 4-wöchigen Trainings- und Ernährungsprogramm teilnehmen. Ohne Stress und ohne Hunger". Da wird tatsächlich suggeriert, dass das Abnehmen auch noch Urlaub ist und ohne Mühe funktioniert.

Alle einseitigen Diätmaßnahmen sind bisher fehlgeschlagen. Das einzige Ergebnis ist überall zu beobachten: wir sind dicker geworden – viele schon krankhaft dick.

Schnell abnehmen geht nicht – denn es hat ja auch längere Zeit gedauert, bis der Körper das Übergewicht aufgebaut hat. Das ist nicht über Nacht entstanden.

Essen als Problem – Verlust an Freude durch zu viele negative Gedanken
Manche schwören auf die basische Ernährung oder das „Steinzeit-Konzept". Andere meinen sich nur noch ökologisch korrekt ernähren zu dürfen.[21] Sie geben ihren Kindern die ersten zwei Jahre überhaupt kein Salz und Zucker, keine tierischen Produkte und nur glutenfreie Getreide. Oft sind die Kinder dann schlechte Esser.

---

[21] a tempo, Das Lebensmagazin der Verlage Freies Geistesleben und Urachhaus, 07/2013, Willis Welt, S. 10, Birte Müller

Vegetarische oder sogar vegane Ernährung ist auch nicht der Schlüssel zum Erfolg. Warum sollte der Mensch, der schon immer Fleisch gegessen hat, diese komplette Nahrungsmittelgruppe aus seinem Essen ausblenden? Zumal die Ersatzprodukte häufig geschmacklich schwach sind und auch die Herstellungsmethoden teilweise fragwürdig sind. So las ich neulich in einem Bericht über die neue vegetarische Supermarktkette Veganz, dass 80 „Käsesorten" angeboten werden. Unter anderem der „No-Muh-Chäs, der größtenteils aus Öl, Kartoffelstärke und Reismehl besteht..".[22] Wie bitte? Das soll ein Käse sein? Käse wird aus Milch hergestellt und liefert wertvolles Eiweiß sowie Calcium. Und eine Mischung aus Öl sowie Kartoffelstärke und Reismehl kann doch nun wirklich kein Käse sein. Die Positivdarstellung dieser Mischung hat mich vor allem deswegen überrascht, weil ein anderer Name für das Produkt Analogkäse ist. Und der hat ja vor kurzem einen schönen Lebensmittelskandal ausgelöst, wie ich oben beschrieben habe.

Dieser neue Trend führt in Deutschland schon zu ersten negativen Erscheinungen. So berichten Ärzte, dass sie in letzter Zeit immer mehr Veganerinnen behandeln: „Die kommen meist wegen einer Mangelerscheinung. Oft stellt sich dann heraus, dass sie unter einer Essstörung leiden und außerdem noch Veganerin sind."[23] Und auch die amerikanische Sozialpsychologin Lierre Keith, die 20 Jahre vegan lebte, erzählt in ihrem Buch „Ethisch essen mit Fleisch" wie sie diese Ernährung 20 Jahre lang krank machte – sie sich das aber nicht eingestehen wollte. Hauptproblem hierbei ist

---

[22] Immer mehr Kunden fallen vom Fleisch ab, Frankfurter Allgemeine Zeitung, 4. Juli 2013, S. 12

[23] Vegane Essstörung, Brenda Strohmeier, Welt am Sonntag, 18. August 2013, S. 57

die ständige Angst vor falschem Essen – die der amerikanische Arzt Steven Bratman „Orthorexia nervosa" getauft hat.

Sich zu viele – meist unnötige – Sorgen zu machen ist kein Weg zu einem glücklichen Leben. Denn du kannst gar nicht alles richtig machen. Und wenn du stets darüber grübelt, ob du etwas falsch machst, bist du dann im Ergebnis zufrieden?

Nein, denn du denkst, dass du es immer noch nicht richtig machst und besser werden könntest. Ein unerreichbares Ziel.

Zusätzlich haben all diese Diäten und Spezialernährungen mehrere Probleme:

* Die Freude am Essen wird stark reduziert
* Sie sind einseitig und nicht ausgewogen – und damit auch nicht gesund
* Sie sind nicht nachhaltig: Irgendwann kommt der Heißhunger auf die „verbotenen Produkte". Zudem kannst du nicht dein ganzes Leben solch eine spezielle Ernährungsweise umsetzen, sondern nur in einer bestimmten Zeitetappe. Nach kurzen Diäterfolgen erfolgt häufig wieder die Rückkehr zum alten Trott. Es sind keine Dauerkonzept.
* Sie sind nicht gesellschaftskompatibel: Wer Spezialdiäten verfolgt, kann häufig nicht mehr mit Freunden in Restaurants gehen oder kochen. Damit entfremdest du dich und wirst zum Spezialfall.

Wenn es nur darum geht möglichst kurzfristig ein paar Kilogramm abzunehmen, dann mag solch eine Spezialdiät sinnvoll sein. Wer gerne isst und daraus Lebensfreude gewinnt, für den ist solch eine Ernährungsweise eine Quelle des Unglücks.

Stress – unser heutiger Lebensstil setzt unseren Körper kontinuierlich unter Druck – führt damit zur kontinuierlichen Überzuckerung und Fetteinlagerung

In der Presse liest man immer häufiger von Burn-Out oder „Deutschland arbeitet sich krank". Grundsätzlich ist Arbeit und „etwas zu tun zu haben" positiv, denn es gibt dem Leben einen Inhalt, einen Rahmen und einen Sinn. Doch immer häufiger fühlen sich Menschen unter Druck gesetzt, haben den Eindruck nicht alles schaffen zu können und am Alltag zu scheitern. Von allen Seiten strömen Informationen herein und es wird mit Twitter, Facebook & Co. Immer schlimmer. Kontinuierlich könnten wir etwas verpassen. Wir kommen auch nicht mehr zur Ruhe, denn an nahezu jedem Ort können wir dank Internet, Mobilfunk, Smartphones und Tablet-PCs arbeiten oder „noch schnell etwas erledigen". Es fehlen also die Ruhephasen. Es gibt zu wenig Zeit, in der wir ganz bewusst einmal nichts machen! Denn auch in der Freizeit kommt es schnell zum Freizeitstress. Wir möchten uns oder anderen etwas beweisen, möglichst viel unternehmen – und nur ja nicht sagen, dass wir gar nichts gemacht haben.

Das ist nicht gut für unseren Körper. Der Diät- und Ernährungsberater René Pietz schreibt, dass dieser „neopsychosoziale Druck" im Körper keine adäquaten Abbaumöglichkeiten findet. Somit wird kontinuierlich eine negative Wirkung auf den Organismus ausgeübt.[24] Der Körper befindet sich in einer ständigen Stresssituation und denkt er müsse nun Energien mobilisieren für eine rasante Flucht oder einen kräftezehrenden Kampf. Doch dem ist gar nicht so, denn es findet alles nur im Kopf statt. Im Blut haben wir jedoch – von unserer Evolution schön vorbereitet – eine hohe Blutzuckerkonzentration, die auf Abbau und körperliche Aktivi-

---

[24] Gefangen in einem dicken Körper

tät wartet. Und jetzt kommt gar nichts! Also produziert die Bauchspeicheldrüse mehr und mehr Insulin und versucht die Überdosis Zucker wieder in die Zellen zu drücken. Somit kann ein Zustand ständiger Überzuckerung entstehen. Durch eine Störung des Sättigungsgefühls wird parallel noch mehr Zucker von außen zugeführt wird. Ein Teufelskreis entsteht! Aus dem überschüssigen Zucker wird Fett produziert und eingelagert. Gleichzeitig macht die permanente Überzuckerung des Körpers eine Verbrennung der Fettbestände unmöglich.

Jeder einzelne ist gefragt – übernimm Verantwortung für dein eigenes Leben
Die Aufgabe der eigenen Ernährung kann und will uns die Politik und die Lebensmittelindustrie nicht abnehmen. **Jeder einzelne muss sich daher selber kümmern, wie er/sie selber weniger und besser essen kann.**

Und das ist auch gut so. Denn wir sind eigenständige Menschen. Wir können uns aus eigenem Antrieb fortbilden, so mündige Verbraucher werden und selber aktiv werden für die eigene Gesundheit. Diese Freude am eigenen Lernen und der eigenen Weiterentwicklung ist ein ureigener menschlicher Antrieb.[25]

Ziel dieses Buches: verändere dich langfristig und vermeide, dass überhaupt jemals wieder Abnehmbedarf entsteht

Der Ernährungs-Profi will sich langfristig verändern und vermeiden, dass überhaupt jemals wieder Abnehmbedarf entsteht. Dies erreicht er durch eine Umstellung seines

---

[25] Gerald Hüther, Professor für Neurobiologie, Universität Göttingen, Alverde, 07/2013, DM, S. 63

kompletten Verhaltens. Er darf häufig und viel essen – jedoch die richtigen Sachen. Er will nicht hungern und keine Diäten machen. Dafür verzichtet er aber auch auf grenzenloses Vollfressen und Exzesse. Diese Umstellung ist großartig – und braucht dementsprechend Zeit.

Zu viele Informationen verwirren – der Durchblick fehlt

Gleichzeitig ist das Konzept auch eine große Entlastung. Denn der Ernährungsprofi kann ganz entspannt mit der Überinformation umgehen. Er hört nicht mehr hin und blendet die Verwirrung aus. Du kannst es dir sparen, all die widersprüchlichen Tipps zu lesen und immer wieder neue Informationen zu verarbeiten. Wenn du das Profi-Konzept verinnerlichst und diszipliniert umsetzt, dann hast du den Weg gefunden.

Es ist an der Zeit für ein einfaches und integriertes Gesamtkonzept: der Ernährungs-Profi bekommt den Durchblick und ändert dementsprechend sein Verhalten!

3. Ziele des Ernährungs-Profis

* Was ist ein Profi?
* Die drei Ziele des Ernährungs-Profis

Was ist ein Profi?

Das Gegenstück zum Profi ist der Dilettant – also jemand, der seine Tätigkeit nicht beherrscht, sie zum ersten Mal macht oder auch eher schlecht als recht verrichtet. So jemand will ich nicht sein und du sicherlich auch nicht. Also Profi. Die wesentlichen Eigenschaften des Profis sind:

1. Identifiziere dich voll mit der Tätigkeit und stehe dahinter.
2. Informiere dich über das Thema und baue Sachverstand auf.
3. Strebe beständig eine Verbesserung an.
   a. Analysiere kontinuierlich deine Prozesse und Tätigkeiten
   b. Versuche sie zu optimieren und zu verbessern
4. Führe alle Tätigkeiten sorgfältig und gewissenhaft als Könner aus
   a. Arbeite stets sorgfältig und konzentriert
   b. Fokussiere dich auf die Aktivität, führe sie zügig durch und schließe sie sauber ab

Ein Profi geht als Könner durch das Leben. Und damit der Weg auch zu einem konkreten Ergebnis führt, ist es ganz wichtig, dass konkrete Ziele definiert werden. Wo soll der Weg hinführen?

Die dre Ziele des Ernährungs-Profis sind

1. Mein Essen soll gut schmecken: einfach lecker sein
2. Das Essen soll mich satt machen, so dass ich zufrieden bin

3. Meine Ernährung soll gesund sein: alles beinhalten, was mein Körper braucht, um langfristig fit, gesund und schlank zu sein

Zu 1: Mein Essen soll gut schmecken: einfach lecker sein
Das Hauptziel: es soll schmecken und lecker sein! Essen ist eine wichtige Quelle unseres persönlichen Genusses.

Zu 2: Das Essen soll mich satt machen, so dass ich zufrieden bin
Ein hungriger Mensch ist kein zufriedener Mensch. Die Gedanken kreisen nur um das Essen und die Laune sinkt. In solch einer Stimmung bist du nicht leistungsfähig – und glücklich schon gar nicht. Das Essen soll dich also in einen Normalzustand versetzen – und das bedeutet, satt zu sein. Nicht zu viel, so dass dein voller Magen drückt. Sondern eine angenehmes, wohliges Sättigungsgefühl, das dir körperliche Zufriedenheit schenkt.

Zu 3: Meine Ernährung soll gesund sein: alles beinhalten, was mein Körper braucht, um langfristig fit, gesund und schlank zu sein
Mein Essen soll frisch und ausgewogen sein. Ich greife auf viele verschiedene Lebensmittel zurück – ernähre mich daher ausgewogen und vielseitig. Es soll alle lebensnotwendigen Bestandteile beinhalten, d.h. Kohlenhydrate, Proteine, Vitamine, Mineralstoffe, Ballaststoffe.

Vermeiden will ich möglichst unnötige Zusatzstoffe und natürlich schädliche Elemente.

Gleichzeitig achte ich auf den Energiegehalt von Lebensmitteln, um kontinuierlich fit und schlank zu bleiben. Ich bin also präventiv tätig, und es entsteht kein Bedarf für Abnehmaktionen mehr.

4. Willst du dich wirklich ändern? Das 4er-Puzzle zeigt den Weg vom Vorsatz zur Zielerreichung

- **Willst du ein Ernährungsprofi werden?**
- **Willst du dich ändern? Dich mit voller Energie und voller Leidenschaft darauf einzulassen?**
- **Bist du bereit dafür einen schwierigen Weg zu gehen?**
- **Das 4er-Puzzle: Vom Vorsatz zur Zielerreichung**

Warum liest du eigentlich dieses Buch? Bevor du weiterliest, solltest du dir erst darüber klar werden, ob du die eben beschriebenen Ziele wirklich erreichen möchtest. Daher solltest du über die folgenden Kernfragen intensiv nachdenken:

Willst du ein Ernährungsprofi werden?
Willst du dich intensiv mit dem Thema beschäftigen? Viel Wissen aufbauen und danach wesentlich informierter durch das Leben gehen.

Willst du dich ändern? Dich mit voller Energie und voller Leidenschaft darauf einzulassen?
Kommt der Wunsch aus dir selbst heraus? Oder sind es die Rückmeldungen von anderen so nach dem Motto „Ein bißchen abnehmen würde dir ganz gut tun"? Oder vielleicht sogar ein Arzt, der einen anderen Lebensstil anmahnt?

Deine tiefe innere Motivation ist wichtig, um dranzubleiben. Sei dir daher klar über das, was du möchtest

Bist du bereit dafür einen schwierigen Weg zu gehen? Und dann mit langanhaltendem Erfolg belohnt zu werden?

Wenn du diese Fragen mit Ja beantwortet hast, dann bist du schon viel weiter als die meisten anderen Menschen! Denn viele denken gar nicht darüber nach und beschäftigen sich nicht mit notwendigen Veränderungen. Sie blenden sie aus oder „sitzen sie aus". Und irgendwann fragen sie sich dann „Warum habe ich das eigentlich nie gemacht?" Es lohnt sich so früh anzufangen wie möglich, denn

Wer heute keine Zeit für seine Gesundheit hat, wird später viel Zeit für seine Krankheiten brauchen. Sebastian Kneipp

Das 4er-Puzzle zeigt den Weg vom Vorsatz zur Zielerreichung
Nachdem die Ziele geklärt sind und deine Motivation bestens ist, stellt sich die Frage wie du deine Ziele und schönen Vorstellungen auch Realität werden lässt.

Dies erreichst du mit dem 4er-Puzzle. Dieses Puzzle besteht aus vier Teilen. Und wie immer bei Puzzeln sind diese vier Teile eng miteinander verbunden, ja sogar ineinander verhakt, so elementar gehören sie zusammen.

Diese vier Teile sind

1. Basiswissen aufbauen
2. Verhalten ändern
3. Souverän mit Rückschlägen umgehen
4. Langfristig besser leben

Zu 1: Basiswissen aufbauen ist die elementare Grundlage für deine Entwicklung zum Ernährungs-Profi. Nur, wenn du wissend bist und die Lebensmittel sowie deine Ernährung einschätzen und bewerten kannst, wirst du überhaupt Erfolg haben können.

Zu 2: Verhalten ändern ist der zweite Schritt. Mit dem im Schritt 1 aufgebauten Wissen kannst du nun anders einkaufen. Gezielt gesunde Produkte auswählen und andere nur noch selektiv erwerben. Gleichzeitig deine Kochkompetenz verbessern und dich insgesamt besser ernähren. Zusätzlich setzt du dir realistische Ziele und hältst diese zunehmend ein.

Zu 3: Souverän mit Rückschlägen umgehen ist die wichtige dritte Komponente. Denn es wird immer wieder einmal Rückschläge geben, über die du dich dann selber ärgern wirst. Doch es gehört dazu, denn wir sind keine Maschinen, sondern Menschen. Wichtig ist, dass du lernst souverän mit diesen Hindernissen umzugehen – und nicht gleich aufgibst. Konkrete Tipps dazu findest du im Kapitel 7: Tipps für die kritischen Phasen – Rückschläge sind normal.

Zu 4: Langfristig besser leben ist das schlussendliche Ergebnis, das du als Ernährungs-Profi erreichst. Das veränderte Verhalten ist dir in Fleisch und Blut übergegangen – damit automatisch geworden. Du weißt viel über Lebensmittel, Ernährung und Bewegung. Du bist als Profi voll bei der Sache und baust dein Wissen weiter durch Informieren und Üben aus. Damit lebst du bewusst und besser.

5. Ich werde Ernährungs-Profi: Das Konzept

Nachdem du nun deine Bereitschaft für eine grundlegende Veränderung bejaht hast, kannst du in das Konzept tiefer einsteigen.

Die Grundprinzipien des Profi-Konzeptes sind:

1. Basiswissen: Verstehe den Bedarf deines Körpers und die Inhaltsstoffe von Lebensmitteln

Viele Menschen wissen zu wenig über das, was sie täglich essen. Ist das gut für mich? Wieviele Kalorien enthält das? Sind wertvolle Vitamine, Mineralstoffe, Ballaststoffe etc. enthalten?

In diesem Kapitel sollen daher die wesentlichen Grundlagen erläutert werden.

Energiebedarf des Menschen

Der empfohlene Tagesbedarf für erwachsene Menschen liegt bei 2.000 bis 3.000 kcal.[26] Es gibt Unterschiede je nach Geschlecht und Alter sowie körperlicher Konstitution (je mehr Muskeln, desto höherer Bedarf).

Altersgruppe	Männer	Frauen
19-25 Jahre	3.000	2.400
26-50 Jahre	2.900	2.300
51-64 Jahre	2.500	2.000
Ab 65 Jahre	2.300	1.800

Diese Energiemenge ist lebensnotwendig. Mit ihr werden die Lebensfunktionen wie Atmung, Herztätigkeit, Stoffwechsel und konstante Körpertemperatur aufrechterhalten. Im Alter sinkt der Bedarf, da ein Teil der Muskelmasse durch Fett ersetzt wird. Damit nimmt der Grundumsatz ab. Wer sein Essverhalten also nicht ändert, der nimmt im Alter automatisch zu. Oder aber muss mit mehr Bewegung für zusätzlichen Bedarf sorgen.

Hinzu kommen individuelle Faktoren
- gute und schlechte Futterverwerter
- körperliche Aktivität (Leistungsumsatz)

Das Phänomen der guten und schlechten Futterverwerter wurde Anfang der 90er Jahre von Claude Bouchard an der

---

[26] D-A-CH Referenzwerte für die Nährstoffzufuhr; die Fachgesellschaften der Länder D (Deutschland), A Österreich), CH (Schweiz) geben gemeinsam Empfehlungen heraus; http://www.ernaehrung.de/tipps/allgemeine_infos/ernaehr10.php

kanadischen Laval-Universität in Quebec bewiesen.[27] Er hat 86 Tage lang einen Versuch mit 12 eineiigen Zwillingen unternommen. Alle bekamen 1.000 kcal mehr zu essen und hätten damit gemäß Lehrbuch 12,3kg zunehmen müssen. In Realität nahmen die Teilnehmer jedoch zwischen 4 und 14kg zu. Insofern gibt es eine genetische Disposition für gute bzw. schlechte Futterverwerter. Heute betrachten wir es als positiv, wenn der Körper die überflüssige Energie nicht einlagert und auch als Wärme wieder abgibt. Doch eigentlich sind die Menschen im Vorteil, deren Körper alle Nährstoffe optimal nutzt und überflüssiges Fett für schlechte Zeiten speichert. In Notzeiten haben sie deutlich bessere Überlebenschancen – in unserer heutigen Überflussgesellschaft allerdings Nachteile.

Mit körperlicher Aktivität lässt sich der Grundumsatz zusätzlich steigern. Im beruflichen Alltag wird die schwere Arbeit inzwischen größtenteils von Maschinen erledigt. Unsere Arbeit wird hauptsächlich sitzend auf dem Bürostuhl verbracht. Und die Wege zum und vom Arbeitsplatz verbringen wir im Lift, im Auto oder öffentlichen Verkehrsmitteln. Bewegung ist da Fehlanzeige. Dies lässt sich nur kompensieren durch Sport, denn damit wird zusätzliche Energie verbrannt.

Spannend ist in dem Zusammenhang noch der Bezug zum eigenen Körperfett. Das im Körper eingelagerte Fett entspricht 7.000 kcal pro 1kg. Dies zeigt noch einmal wieviel Aufwand und Zeit es bedarf, um 1kg wieder loszuwerden. Nehmen wir mal an du isst jeden Tag 25% weniger als dein regulärer Tagesbedarf – dann sparst du maximal 600 Kalorien pro Tag. Und für ein Kilogramm musst du das dann 12 Tage lang durchhalten... Da ist es wesentlich sinnvoller die

---

[27] http://www.aok.de/bundesweit/gesundheit/essen-trinken-ernaehrung-kalorienbedarf-8481.php

Ernährung grundlegend umzustellen, um sich solche Strapazen zu ersparen.

Der Energiegehalt von Lebensmitteln

Der Energiegehalt von Lebensmitteln wird häufig als Kalorien bezeichnet. Das ist eigentlich falsch, denn es handelt sich um Kilokalorien (kcal) – das Wort Kilo steht dafür für Tausend. Die EU versucht den Begriff Kalorien seit Jahrzehnten abzuschaffen und durch die Einheit Joule zu ersetzen. 1 Cal entspricht hierbei 4,18 Joule. Das hat sich bisher nicht durchgesetzt und daher werden die Lebensmittel stets mit Kilokalorien (kcal) und Kilojoule (kJ) parallel ausgezeichnet. Es reicht also vollkommen, wenn du dir Kalorien merkst.

Was bedeutet nun der Energiegehalt? 1 cal ist die Energie, die erforderlich ist, um 1g Wasser um 1 Grad zu erwärmen. Also drückt die Energieangabe in kcal aus, wieviel Brennwert deine Lebensmittel haben und wieviel Energie dein Körper daraus gewinnen kann.

Wie kommt die Energie in die Nahrungsmittel? Unser Essen besteht im wesentlichen aus sechs Gruppen von Inhaltsstoffen. Davon liefern nur drei Energie – und das auch noch mit unterschiedlichen Brennwerten:

1. Fett   9 kcal/g
2. Eiweiß   4 kcal/g
3. Kohlenhydrate   4 kcal/g
4. Vitamine   0 kcal/g
5. Mineralstoffe etc. 0 kcal/g
6. Ballaststoffe   0 kcal/g

Hier zeigt sich schon der wesentliche Unterschied zwischen den einzelnen Bestandteilen. Fett liefert pro Gramm mehr als doppelt so viel Energie wie Eiweiße und Kohlenhydrate.

Wenn du also ein sehr fettiges Stück Fleisch isst, dann führst du deinem Körper wesentlich mehr Energie zu als wenn du ein mageres Kassler zu dir nimmst.

Und Ballaststoffe sind grundsätzlich kalorienfrei. Das erklärt auch, warum Lebensmittel, die v.a. aus Wasser und Nahrungsmittelfasern (= Ballaststoffen) bestehen so wenig Kalorien enthalten (z.b. Salat).

Einige beispielhafte Kalorienangaben[28] sollen das verdeutlichen. Zusätzlich habe ich besonders gute Eiweiß- und Kohlenhydratlieferanten markiert:

	Kcal/100g	Eiweiß	Kohlenhydrate
Tomaten	20		
Karotten	30		
Kartoffel	70		+
Pommes frites	300		
Apfel	45		
Banane	60		+
Kochschinken	120	+	
Salami	400		
Fruchtjoghurt	100	+	
Butter	700		
Quark (mager)	70	+	
Sahne	300		
Brot	200		+

[28] Grobe Indikation. Die kcal-Angaben sind gerundet, damit du dir sie besser merken kannst. Je nach Hersteller bzw. genauem Produkt können die Werte abweichen.

Marmorkuchen	400		
Nudeln (gekocht)	100	+	
Bonbons	400		
Schokolade	500		
Nüsse	600		
Chips	500		

Mehr Infos zu den Kalorien einzelner Nahrungsmittel findest du z.b. unter:
http://fddb.info/db/de/produktgruppen/produkt_verzeic hnis/index.html
Hier kannst du Produkte bzw. Suchbegriffe eingeben und erhältst den Kalorienwert sowie Informationen über die wesentlichen Inhaltsstoffe.

Zusätzlich haben die Komponenten in unserem Essen noch unterschiedliche Funktionen. **Kohlenhydrate sind v.a. ein wichtiger Energielieferant.** Nach dem Essen werden sie vom Körper relativ schnell in Energie umgewandelt und verleihen damit Kraft. Wichtige Kohlenhydratlieferanten sind auf Getreide basierende Produkte wie Brot und Nudeln, daneben Kartoffeln und Reis.

Eiweiße (auch Proteine genannt) hingegen **sind der Baustein des Lebens.** Fleisch ist ein hoch eiweißhaltiges Lebensmittel, denn es wird ja aus Tieren gewonnen. Und auch unser Körper ist – neben dem Knochengerüst – v.a. aus Eiweißen zusammengebaut. Wenn du also zum Beispiel Muskeln aufbauen möchtest, so musst du dich im Gegenzug auch eiweißhaltig ernähren. Ansonsten fehlen dem Körper die notwendigen Bausteine. Zusätzlich haben Eiweiße noch eine wichtige Rolle im körpereigenen Abwehrsystem und und auch im Transport von Sauerstoff. Neben Fleisch sind

Proteine vor allem in Milchprodukten sowie Eiern und Fisch enthalten.

Fette sind intensive Energieträger mit 9kcal/100g, also doppelt so viel wie Proteine oder Kohlenhydrate. Sie basieren auf tierischer oder pflanzlicher Herkunft. Wenn du ein Stück Fleisch isst, so verzehrst du neben dem Muskelfleisch auch immer Stücke des tierischen Fettgewebes mit. Diese tierischen Fette kann man aber auch pur gewinnen, in dem z.b. das Fettgewebe von Tieren geschmolzen wird und Schmalz erzeugt wird. Butter hingegen wird aus dem Rahm der Milch gewonnen und ist daher auch tierischer Herkunft. Daneben gibt es pflanzliche Fette, die als Öle oder Margarine auf unseren Tisch kommen. Wichtige Pflanzen hierfür sind Sonnenblume, Raps, Mais, Soja, Kokos und Palmen, aber auch Oliven.

Häufig sieht man die Fette nur negativ, sie sind jedoch überlebenswichtig für den Menschen, denn sie spielen eine wichtige Rolle im Stoffwechsel. Wir brauchen 65-80 g/Tag – nehmen allerdings aktuell 110-150g zu uns. Die fettlöslichen Vitamine A, B12, D, E und K können nur mit Fett verwertet werden. Zusätzlich stützt das Fett im Körper die inneren Organe, schützt vor Kälte und stellt für Notzeiten wichtige Energiereserven bereit. Entscheidend ist daher welche Art von Fett verzehrt wird.

Die Diskussion über gutes und schlechtes Fett wird vor allem durch die zwei Bestandteile gesättigte sowie ungesättigte Fettsäuren geprägt.

Gesättigte Fettsäuren werden als gesundheitsschädlich angesehen. Sie lagern sich in Zellmembranen unseres Körpers ein und verlangsamen so den Stoffwechsel. Gleichzeitig führen sie zu höheren Entzündungswerten und sind auch Auslöser für rheumatische Erkrankungen. Das Risiko für einen Herzinfarkt steigt drastisch, da sie die Blutfett- und Cholesterinwerte ansteigen lassen. Leider dominieren sie mit 42% der aufgenommenen Fettsäuren aktuell unsere Ernährung – bei mehr als 25% geht man von einem gesundheitsschädlichen Effekt aus.[29] Enthalten sind sie v.a. in fettem Fleisch und Wurst, Chips, Schokolade, Fast Food, Käse, Sahne. Oftmals sind sie hier „versteckt", denn der unwisssende Konsument kann sie auf den ersten Blick gar nicht sehen.

Die ungesättigten Fettsäuren hingegen sind wichtig für unseren Körper. Unterschieden wird hier zusätzlich zwischen den einfach ungesättigten und den mehrfach ungesättigten Fettsäuren.

Die einfach ungesättigten Fettsäuren senken sogar den schädigenden Cholesterinspiegel. Sie sollte man eigentlich zu 45% zu sich nehmen – in Realität sind es durchschnittlich 25%. Wir finden sie in Oliven/-öl, Avocados und Nüssen.

Den mehrfach ungesättigten Fettsäuren – wie der bekannten Omega-3-Fettsäure – werden noch bessere Eigenschaften zugeschrieben. Sie sind essentiell für den Körper, d.h. er kann sie nicht selber herstellen. Funktionell schützen sie den Körper vor rheumatischen Erkrankungen und bauen Entzündungen ab. Zugleich können sie das Risiko für Herzinfarkt durch Senkung der Cholesterin- und Blutfettwerte senken. Omega-3 finden wir v.a. in Lachs, Thunfisch, Rapsöl, Hering und Makrele.

---

[29] Gesättigte und ungesättigte Fettsäuren, Marcel Kollmar, 10. September 2012; http://www.joggen-online.de/gesunde-ernaehrung/naehrstofflexikon/gesaettigte-und-ungesaettigte-fettsaeuren.html

Energie ist nicht ausreichend – wertvolle Inhaltsstoffe der Lebensmittel

Doch Energie ist nicht alles. Mit den Lebensmitteln führen wir dem Körper wertvolle Inhaltsstoffe zu, v.a.

- Vitamine
- Mineralstoffe
- Ballaststoffe

Vitamine sind lebenswichtig und müssen mit der Nahrung aufgenommen werden. Sie können nicht eigenständig durch den Körper produziert werden.[30] Sie spielen eine wichtige Rolle in vielen Reaktionen des Stoffwechsels, wenn Kohlenhydrate und Eiweiße sowie Mineralstoffe verwertet werden. Zusätzlich stärken sie das Immunsystem, sorgen für den Aufbau von Zellen, Blutkörperchen, Knochen und Zähnen. Jedes der 13 Vitamine hat unterschiedliche Aufgaben und Wirkungen.[31]

Einige Vitamine können im Körper gespeichert werden, dies sind die sogenannten fettlöslichen und speicherbaren Vitamine. Sie können sozusagen auf Vorrat gegessen werden, andere wiederum müssen laufend zugeführt werden. Das ist die Gruppe der wasserlöslichen und nicht speicherbaren Vitamine.

Vitamin	Wirkung	Speicherbar?	Enthalten in
A	Sehen, Zellwachstum, erneuert die Haut	ja	Leber, Fisch, Milchfett
B$_1$	Kohlenhydratstoffwech-	Nein	Fleisch,

---

[30] http://de.wikipedia.org/wiki/Vitamin
[31] 20 Vitamine sind bekannt, 13 davon gelten als unerlässlich

	sel, wichtig für Schilddrüsen und Nerven	Nein Nein Nein	Erbsen
B_2	Fördert Merkfähigkeit und Konzentration	Nein	Fleisch, Blattgemüse
B_3	Verwertung von Fetten, Eiweißen, Kohlenhydraten; gut für Haut und Nägel	Nein	Fleisch, Fisch
B_5	Fördert Wundheilung, verbessert Abwehrreaktion	Nein	Leber, Gemüse
B_6	Schützt vor Nervenschädigung, Eiweißstoffwechsel	Nein	Kiwis, Kartoffeln
B_7	Schützt vor Entzündungen, gut für Haut, Haare, Nägel	Nein	Leber, Blumenkohl
B_9	Gut für die Haut	Nein	Weizenkeime, Kürbis
B_{12}	Bildet rote Blutkörperchen, Nervenfunktion	ja	Fisch, Milch
C	Schutz vor Infektionen, stärkt Bindegewebe	nein	Zitrusfrüchte, Paprika
D	Aufnahme von Calcium zur Stärkung der Knochen	ja	Fisch
E	Zellerneuerung, hemmt Entzündungen, stärkt Immunsystem	ja	Pflanzliche Öle
K	Blutgerinnung, Knochen	ja	Eier, Leber

Die Spalte „Enthalten in" verweist lediglich auf Lebensmittel, die besonders reichlich die jeweiligen Vitamine beinhalten. Daneben findest du die Vitamine auch in zahlreichen anderen Lebensmitteln. Wenn du dich ausgewogen ernährst – d.h. viele verschiedene Sachen isst – wird es zu keiner Mangelsituation kommen. Wichtig ist jedoch, dass du ein Verständnis entwickelst für die wichtige Bedeutung der Vitamine und auf die ausreichende Versorgung achtest.

Mineralstoffe sind Nährstoffe, die ebenfalls vom Körper nicht selbst hergestellt werden können. Daher müssen auch sie mit der Nahrung zugeführt werden. Sie sind essentielle Bestandteile aller lebenden Zellen, v.a. von Knochen und Zähnen. Daneben sind sie Bausteine für Enzyme und Hormone, beeinflussen aber auch lebensnotwendige Eigenschaften wie den osmotischen Druck der Körperflüssigkeiten. Dieser sorgt dafür, dass Nährstoffe durch das Blut transportiert und mit Zellen ausgetauscht werden können.

Man unterteilt sie nach ihrem mengenmäßigem Vorkommen im Körper in zwei Gruppen Zum einen gibt es die Mengenelemente. Dein Körper verfügt über mehr als 50mg pro kg Körpergewicht von diesen Elementen. Daher müssen sie auch in dementsprechenden Mengen zugeführt werden. Die zweite Gruppe sind die Spurenelemente, die nur in minimaler Konzentration in deinem Körper vorhanden sind. Gleichwohl haben auch sie sehr wichtige Funktionen.[32]

Name	Funktion	Gruppe	Enthalten in
Natrium	Regulation Wasserhaushalt, Blutdruck	Mengen	Schinken, Fleisch, Karotten, Spinat, Hartkäse
Kalium	Regulierung Wasserhaushalt, Herz-	Mengen	Bananen, Pflaumen,

---

[32] http://jumk.de/bmi/mineralstofftabelle.php

	muskel, Proteinaufbau, Verwertung Kohlenhydrate		Milchprodukte, Fleisch, Fisch
Magnesium	Energiebereitstellung, Muskeln und Knochen, Vorbeugung Krämpfe	Mengen	Gemüse, Nüsse, Bananen, Milch
Chlorid	Regulierung Wasserhaushalt, Regulation Säure-Basen-Haushalt	Mengen	Salz
Calcium	Stabilität von Knochen und Zähnen, Blutgerinnung, Nerven und Muskelzellen	Mengen	Milchprodukte
Phosphor	Energiegewinnung und –verwertung, Erhalt von Knochen und Zähnen	Mengen	Kartoffeln, Weizen, Brot
Eisen	Blutbildung, Sauerstoffversorgung im Blut	Spuren	Fleisch, Eigelb, Hülsenfrüchte
Jod	Schilddrüsenfunktion, Regulation Stoffwechsel und Körpertemperatur	Spuren	Jodiertes Salz, Meeresprodukte
Zink	Stärkung Immunsystem, Farben sehen, Haut und Bindegewebe	Spuren	Getreide, Meeresfrüchte, Milchprodukte
Fluor	Stabilität Knochen und Zähne, Mundbakterien, Wundheilung, Sehen	Spuren	Fisch, Getreide, schwarzer Tee
Mangan	Stoffwechselpro-	Spuren	Bananen, Nüs-

	zess, Sexualhormo-ne		se, Vollkorn-produkte

Ballaststoffe sind unverdauliche, pflanzliche Nahrungsmittelfasern. Sie sind viel in Gemüse und Obst enthalten (lösliche Ballaststoffe), aber auch als unlösliche in Nahrungsmitteln aus Getreide wie Backwaren oder Müsli. Eine wichtige Rolle spielen sie bei der Verdauung. Sie können bis zu dem 100fachen ihres Eigengewichtes an Wasser aufnehmen. Dadurch nimmt in Magen und Darm der Verdauungsbrei an Volumen zu und eine zügige Verdauung wird ermöglicht sowie Verstopfungen vorgebeugt. Das hebt das persönliche Wohlgefühl deutlich an. Zugleich bekommst du durch das hohe Volumen schneller ein Sättigungsgefühl – wird also satt ohne Kalorien. Der Name „Ballast" ist daher eigentlich irreführend.[33] Weiterer Vorteil von Ballaststoffen ist, dass sie für eine gute Darmflora sorgen und damit vor diversen Erkrankungen schützen.

Die Deutschen nehmen zu wenig Ballaststoffe zu sich. Laut der Nationalen Verzehrsstudie sind es pro Tag nur 23-25g statt der empfohlenen 30g – eine Mangelsituation.

Besonders konzentriert sind Ballaststoffe in getrockneten pflanzlichen Produkten wie z. B. Trockenfrüchten (Rosinen, Datteln). Übertroffen wird dies nur noch durch Vollkornmehl (v.a. Roggen) sowie Speisekleie (quasi der Faseranteil aus dem Getreidekorn). Produkte aus regulärem weißen Mehl wie Weißbrot/Brötchen oder Nudeln sind daher eher arm an Ballaststoffen. Hierzu muß man den Produktionsprozess des Mehls verstehen. Das für Nudeln und weiße Backwaren eingesetzte Getreide wird von den äußeren ballaststoffhaltigen Schalen befreit, bevor es vermahlen wird. Damit hat es automatisch auch nur noch einen niedrigen

---

[33] http://de.wikipedia.org/wiki/Ballaststoff

Gehalt an Fasern. So enthält das Standardweizenmehl Type 405 nur 3,2% Fasern – ein Weizenvollkornmehl jedoch 10%. Unterboten wird das nur noch von Reis mit 2,1%. Auch hier ist der heute angebotene Reis ein poliertes Produkt, bei dem die äußere ballaststoffhaltige Schale entfernt wird, um ein vermeintlich edleres Produkt zu erhalten.

Hohe Gehalte an Ballaststoffen findest du in Nüssen und Saaten (Sesam, Leinsamen etc.). Hier ist allerdings zu beachten, dass diese über einen hohen Fettgehalt verfügen und damit dem Körper viel Energie liefern.

Wichtig ist bei der Aufnahme von ballaststoffhaltigen Nahrungsmitteln diese stets sehr gut zu kauen und reichlich Flüssigkeit dazu zu trinken. Ansonsten bekommt der Magen Probleme mit der unverdaulichen Kost. Und nur mit Wasser können die Fasern schön aufquellen und somit ihre Funktion in der Verdauung ausüben.

Lebensmittel	Ballaststoffe pro 100g
Gurke	0,9g
Blumenkohl	2,9g
Karotte	3,6g
Banane	0,9g
Apfel	2,0g
Kiwi	3,9g
Cornflakes	4,0g
Haferflocken	9,7g
Leinsamen	27,7g
Weizenkleie	45,1g
Mandeln	9,8g

2. Schätze den Wert von Lebensmitteln

- Schätze den Wert von Lebensmitteln

- Gewinne (wieder) einen Bezug zu den Nahrungsmitteln. Was ist das? Wo kommt es her? Wie wird es hergestellt?
- Informiere dich über Nahrungsmittel und saisonal passende Produkte
- Lies die Aufschriften und Zutatenlisten
- Gib lieber etwas mehr für gute Qualität aus – und kaufe dafür weniger

Schätze den Wert von Lebensmitteln: Wenn du siehst, wie bei Lidl und Aldi die Produkte an der Kasse in den Wagen geworfen werden – so drückt das nicht wirklich Wertschätzung für unsere Lebensmittel aus. Es ist faszinierend bis erschreckend zugleich. Männer verwenden viel Zeit und Liebe auf Autos. Frauen beschäftigen sich sehr intensiv mit Bekleidung und Körperpflege. Doch mit dem, was wir unserem Körper zuführen, was wir ihm als Lebensmittel – d.h. Mittel zum Leben – geben, darauf verwenden viele Menschen sehr wenig Zeit. Der Einkauf im Supermarkt gilt als lästige Pflicht. Das Bummeln und Shoppen im Modegeschäft hingegen ist eine coole Beschäftigung. Erstaunlich!

Und dies zeigt sich auch beim Essverhalten vieler Menschen. Man geht „schnell mal Mittag essen". Am Arbeitsplatz wird nebenbei ein belegtes Brot gegessen während man auf der Tastatur tippt. Durch die Straßen hetzen die Leute und versuchen parallel einen Döner zu essen. Oder bemühen sich am Steuer eines Autos zugleich die Pizzastücke vom Beifahrersitz zu verzehren. All das zeigt keine Wertschätzung für unser Essen. Es ist eher eine ungeliebte und zeitstehlende Notwendigkeit, die zügig erledigt und auch möglichst billig sein soll.

Die Deutschen geben im europäischen Vergleich wenig Geld für Lebensmittel aus. So werden in Deutschland 10,7% der Konsumausgaben für Nahrungsmittel und Getränke verwendet. In Frankreich sind es 13,6%, in Italien 14,6% und in Griechenland sogar 16,9%.[34]

Eine wesentliche Rolle hierbei spielt auch der Aufstieg der deutschen Discounter wie Aldi und Lidl. Man kann sich streiten, ob diese lediglich das Bedürfnis nach günstigen Nahrungsmitteln erfüllt oder es gleichzeitig auch forciert haben. Tatsache ist, dass durch den hohen Marktanteil der Discounter die Lebensmittel günstig sind und eine ordentliche Qualität haben. Spitzenqualität gibt es allerdings zu dem Preisniveau nicht. Und so werden die besten Produkte z.b. aus den Gemüse- und Obsternten in Europa erst gar nicht nach Deutschland exportiert. Diese Waren landen in Frankreich, Italien, Großbritannien etc. Wir erhalten den guten Durchschnitt, der OK jedoch auch nicht aufregend ist.

Die Energie für den erforderlichen Zeitaufwand um Ernährungsprofi zu werden, bringst du nur mit, wenn du am Essen interessiert bist oder ein Interesse dafür entwickeln möchtest.

Andere Länder sind uns hier weit voraus. In Europa haben zum Beispiel die Franzosen ein inniges Verhältnis zum Essen. Sie pflegen ein großes Portfolio an Käsesorten, essen gerne mehrere Gänge, legen Wert auf die Zutaten. Dafür hat die UNESCO auch die französische Küche zum Weltkulturerbe ernannt. Die Italiener oder die Südtiroler sind ebenfalls für ihre gute Küche bekannt. In der Türkei wird Gemüse regelrecht zelebriert – kunstvoll dekorierte Platten aus Gemüse werden gereicht.

Und in Asien habe ich bei unserer Reise durch Korea teilweise schon fast Verehrung für bestimmte Nahrungsmittel

---

34

https://www.destatis.de/DE/ZahlenFakten/LaenderRegionen/Intern ationales/Thema/Tabellen/Basistabelle_KonsumN.html erlebt. Pfirsiche wurden am Baum in Tüten eingepackt, damit sie ohne Verletzungen die Reife überstehen und unversehrt verkauft werden können. Dann kostet ein Pfirsich natürlich etwas mehr: 1 Euro – und er wird auch gekauft.

Wir verwenden auf so viele Dinge Zeit im Leben. Auf sinnvolle und auch weniger sinnvolle Aktivitäten. Ist es wertschöpfend oder sinnstiftend so lange Fernsehen zu sehen? Computerspiele zu spielen oder im Internet zu surfen? Bei Facebook und Twitter mehr oder minder sinnvolle Konversationen zu pflegen? Das soll jeder für sich selbst entscheiden.

Mit der eigenen Ernährung, dem was wir unserem Körper jeden Tag zuführen, „Gutes tun", genießen und schlemmen oder ihm vielleicht auch manchmal antun – damit beschäftigen wir uns viel zu wenig.

Und eine nachhaltige Verbesserung kann nur eintreten, wenn du dich mit Lust und Begeisterung mit dem Thema beschäftigst.

Die Chancen dafür sind gut. Es ist ein spannender Bereich. Die Sehnsucht nach gutem Essen treibt viele Menschen um. Die Freude am Genuss oder auch eine regionale Herkunft.

Informiere dich über Nahrungsmittel und saisonal passende Produkte

Eine gute Quelle der Information und Inspiration sind **Wochenmärkte**. Hier findest du eine schöne Auswahl saisonal passender Produkte. Du siehst viel mehr Varianten als im standardisierten Discounter oder Supermarkt. Besuche den Wochenmarkt als ein Erlebnisausflug am Samstag. Und lasse die Farben, die Gerüchte und das bunte Treiben auf dich wirken. Hier werden Lebensmittel wertgeschätzt und teilweise kunstvoll inszeniert. Sie werden schön aufgebaut und du kannst häufig auch probieren. Kaufe also vielseitig ein und erlebe die Vielfalt.

Überhaupt ist es ein Ziel des Ernährungsprofis wieder einen **Bezug zur Herkunft der Nahrungsmittel** und zu den **saisonalen Unterschieden** zu erlangen. Heute sind bestimmte Früchte das ganze Jahr verfügbar und du kannst Aprikosen nicht nur von Mai-Juli, sondern auch mitten im Winter essen – dann eben aus südafrikanischer Herkunft. Diese Produkte haben häufig einen sehr langen Weg hinter sich und werden unreif geerntet, damit sie den Transport überleben. Daher schmecken sie auch ganz anders als eine frische Aprikose, die heute in Frankreich geerntet wird und 1-2 Tage später bei uns auf dem Teller landet.

Und so gilt in der französischen Provence die Regel: Der Rhythmus der Jahreszeiten und der Kreislauf der Natur bestimmen, welche Gerichte wann auf den Tisch kommen.

Als Informationsquelle hierfür können Saisonkalender dienen (z.b. unter http://www.aid.de/verbraucher/saisonkalender.php). Diese zeigen sehr schön, wann die Hauptsaison für die einzelnen frischen Produkte ist und du kannst dein Essverhalten dementsprechend ausrichten. Und wenn du längere Zeit des Jahres auf die passende Saison gewartet hast, dann freust du dich auch z.b. im Frühjahr darauf, dass es endlich wieder Spargel gibt. Alljährig verfügbare Produkte generieren sonst durch ihre dauernde Verfügbarkeit mit der Zeit eine Langeweile und du kannst dich nicht mehr über sie freuen.

In der nächsten Stufe – mit zunehmender Übung und tieferem Interesse – kannst du dann noch mehr über die Lebensmittel herausfinden.

Lies die Aufschriften und Zutatenlisten

Neben den prägnanten Werbetexten kannst du den Verpackungen von Nahrungsmitteln häufig auch noch viele zusätzliche Informationen entlocken – wenn du genauer hinschaust. So geben zusätzliche Texte Hinweise darauf
- Wo das Produkt herkommt
- Wie es zubereitet wurde
- Was es beinhaltet

Die Herkunft des Lebensmittels wird immer transparenter gestaltet. Ein erster Schritt ist den Firmennamen zu lesen. Jedes Produkt muss mit dem Namen des sogenannten Inverkehrbringers ausgestattet zu sein. Häufig steht da heute „Lidl" oder „Netto", d.h. der eigentliche Hersteller tritt gar nicht mehr auf.

Mit der Veterinärkontrollnummer den Hersteller identifizieren

Weiterführende Informationen kannst du bei allen Molkereiprodukten, Fleischwaren, Fisch und vielen Fertiggerichten über die sogenannte Veterinärkontrollummer erhalten. Diese liest sich wie DE-77023 oder D-BY-EFB-999 und ist in einem Oval abgebildet.

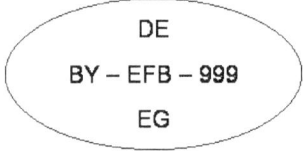

Ein ganz einfacher Code, der
- an erster Steller das Land (DE = Deutschland) und
- danach die Nummer des Produktionsbetriebes zeigt.

Bei manchen Branchen findest du in der Mitte noch einen Code für die Nahrungsmittelkategorie (z.B. EFB = Fisch) oder für das Bundesland (z.B. BY = Bayern). Die Veteri-

närkontrollbehörden stellen im Internet Listen zur Verfügung, auf denen du zu jeder Nummer den Namen des Herstellers und den Produktionsort des Werkes finden kannst, z.b. unter
http://www.vetlex.com/vl_free/estab_de/estab_de.htm
Und so findest du manchmal interessante Überraschungen. So wird eine deutsche Firma als Hersteller z.b. von Räucherlachs genannt, die EU-Nummer lautet jedoch LT 72-09. Das bedeutet, dass der Lachs gar nicht in Deutschland, sondern in LT = Litauen geräuchert wurde!

Somit weißt du genau, wo und von wem dein Lebensmittel hergestellt wurde. Und auf dem Gebiet entwickelt sich stets mehr.

Mit der GGN-Nummer den Bauernhof herausfinden
Über die GGN-Nummer kannst du bei Obst und Gemüse sogar den Bauernhof herausfinden, auf dem das Produkt angebaut wurde. Mit F Trace kannst du mit einem QR-Code mehr über das Produkt und die Herkunft erfahren. Bei Fischprodukten muss nun angegeben werden, welche Fischsorte verarbeitet wurde, wo sie gefangen wurde und welche Fangmethode verwendet wurde. Über die FSC- oder die PEFC-Nummer kannst du herausfinden, wo das Holz oder Papier für die Verpackung herkommt und wo es bedruckt wurde. Das ist eine tolle Entwicklung, die uns helfen kann wieder mehr Bezug zur Quelle unserer Nahrung aufzubauen. Mehr Infos dazu auch im Kapitel 8, wo ich bei einzelnen Nahrungsmittelgruppen noch einmal vertiefend darauf eingehen werde.

Unsere Lebensmittelversorgung ist global und sehr aufwändig – das gilt es wertzuschätzen
Auch wenn du dich bevorzugt saisonal ernährst, so ist unsere Lebensmittelversorgung heute global organisiert. Ein riesi-

ger logistischer Aufwand verbirgt sich hinter den Kulissen – wir sehen nur jeden Tag die vollen Regale im Supermarkt. Ganzjährig erhalten wir exotische Früchte wie Bananen und Ananas aus Südamerika. Frisches Spitzenfleisch gelangt aus Argentinien zu uns. Fisch und Meeresfrüchte kommen aus den Tiefen des nördlichen Eismeeres oder von Ozeanen aus der ganzen Welt. Das ließe sich beliebig fortsetzen.

Wertschätzung für Lebensmittel bedeutet daher auch anzuerkennen, was für ein Riesenaufwand jeden Tag und jede Nacht, von Montag bis Freitag und auch am Wochenende und an Feiertagen getrieben wird, um uns alle zu versorgen. Am Montag morgen ein Supermarkt voll frischem Obst und Gemüse ist nur möglich, weil andere Menschen am Sonntag fleißig waren, die Produkte geerntet, verpackt und zu dir transportiert haben. Danach noch im Laden aufgebaut und zum Kauf für dich bereitgestellt haben. Das sollten wir alle mehr anerkennen und wertschätzen.

Üben: Zutatenlisten und Nährwertangaben lesen
Die **Zutatenlisten** geben dir Aufschluss über all die Bestandteile, die dein Essen enthält. Teilweise sind sie kurz, manchmal aber auch sehr lang. Nahezu alle Artikel haben heute sowohl Angaben über die Zutaten als auch die Nährwerte. Dabei tauchen häufig dir (noch) unbekannte Namen von Komponenten und Zusatzstoffen auf. Im Laufe der Zeit wirst du diese besser verstehen und einordnen können, denn sie kehren regelmäßig wieder – alles eine Übungssache.

Die **Zutatenlisten** sind nach Menge absteigend sortiert. An erster Stelle stehen also die Produkte, die am meisten enthalten sind. Danach folgen die Komponenten, die weniger häufig verwendet wurden. Das gibt dir schon einmal eine Indikation darüber, was das Produkt ausmacht und welche Stoffe noch verarbeitet wurden. Teilweise tricksen die Hersteller etwas. So geben sie z.b. nicht nur Zucker an, sondern verwenden verschiedenen Arten von Zucker, die dann Invertzuckersirup, Glukose-Fruktose-Sirup, Dextrose und so ähnlich heißen. Dann steht die eigentliche Hauptzutat nicht mehr an erster Stelle, sondern verschiedene Komponenten tauchen an unterschiedlichen Stellen der Zutatenliste auf. So etwas lässt sich jedoch erst mit etwas Übung herausfinden.

Eine gewisse Gefahr oder auch Chance bietet das Lesen der Zutatenlisten zusätzlich. Je mehr du dich informierst über die Inhaltsstoffe deiner Produkte, desto bewusster wirst du. Und es kann passieren, dass du mit zunehmendem Training die Ingredienzien komplett verstehst und dann entscheidest: „So einen Schrott will ich nicht mehr essen." Dann hast du es wirklich geschafft. Du triffst eine informierte Entscheidung und bist nicht mehr rein durch Werbung beeinflusst. Doch dahin ist es ein langer Weg.

Neben der Zutatenliste stehen regelmäßig die **Nährwertangaben.** Diese sind je 100g und häufig auch je Portion aufgeführt. Die Angaben je Portion kannst du getrost vergessen, da hier relativ willkürliche Mengen aufgeführt sind (z.b. 30g Honig) und diese Mengen auch noch je nach Produkt variieren. So wird bei Tiefkühlpizza zum Beispiel davon ausgegangen, dass eine Portion einer halben Pizza entspricht. So klingen z.b. 460 kcal für eine halbe Pizza ganz wenig. In Realität essen die meisten die ganze Pizza und haben dann mit 920kcal schon fast den halben Tagesbedarf an Energie gedeckt.

Fokussiere dich daher auf die Angaben je 100g. Hier kannst du zum einen den Energiegehalt in kcal/kjoule sehen, zum anderen auch die Gehalte an Kohlenhydraten, Eiweiß und Fett. Da kannst du z.b. lesen, dass Schokolade zu 36% aus Fett besteht.

Je nach Produkt werden auch noch andere Inhaltsstoffe aufgeführt, so z.B. der Gehalt an Ballaststoffen, an Salz, an bestimmten Vitaminen oder Mineralstoffen. Das ist gesetzlich nicht vorgeschrieben, daher wird es von den Herstellern auch unterschiedlich gelebt.

Neben den Angaben in Gramm je 100g findest du „GDA in %" Hierbei bedeutet GDA General Daily Allowance, also englisch für empfohlener Tagesbedarf. Der %-Satz soll ausdrücken, wieviel des Tagesbedarfs du mit dem jeweiligen Produkt abgedeckt hast. Diese Aussage kannst du getrost vergessen. Denn die %-Angabe bezieht sich manchmal auf 100g des Produktes, häufig aber auf die oben bereits erwähnte Portion, die mal 30g, mal 40g oder auch mal 200g sein kann. Das hilft nicht weiter.

Gib lieber etwas mehr für gute Qualität aus − und kaufe dafür weniger
Gutes Essen hat seinen Preis − Qualität gibt es wie überall im Leben nicht umsonst. Dabei reden wir hier von kleinen Beträgen im Vergleich zu anderen großen Anschaffungen in deinem Leben. Für einen geringen preislichen Aufschlag bekommst du häufig deutlich bessere Qualitäten. Wenn du z.b. im Sommer Aprikosen aus Frankreich kaufst und diese mit Ware aus Ungarn vergleichst, so kostet das Kilogramm aus Frankreich 3,99 EUR und das aus Ungarn vielleicht nur 2,49 EUR. Das Geschmackserlebnis ist jedoch ein vollkommen anderes. Die Frucht ist viel süßer und aromatischer, das haben wir in diesem Sommer in unserer Familie mehrfach ausprobiert. Bei guter Schokolade lässt sich das ebenso beobachten. Eine hochwertige Schokolade, z.B. von Lindt kostet mit 1,50 EUR etwas mehr als das Billigprodukt bei Aldi und Lidl für 0,59 EUR. Und das schmeckt man

auch! Denn die teurere Schokolade wird langsamer produziert und aufwändig conchiert – so nennt man das schonende stundenlange Rühren. Dadurch wird die Schokolade sehr fein – und ist einfach leckerer. Und darum geht es: nicht den Bauch vollschlagen, sondern lieber weniger zu essen, dafür auf die Qualität zu achten.

3. Kaufe mit offenen Augen ein – sorge für einen stets vollen Kühlschrank

- Schreibe dir eine Einkaufsliste – basierend auf Kanban und deiner Kochplanung
- Kaufe mit Sachverstand und offenen Augen ein
- Bevorzuge kleine Packungsgrößen
- Sorge stets für einen vollen Kühlschrank

Schreibe dir eine Einkaufsliste – basierend auf Kanban und deiner Kochplanung

Eine Einkaufsliste ist elementar, damit du das einkaufst, was du benötigst – und nicht das, was dir der Händler oder die Industrie im Supermarkt andrehen wollen. Mit einer Einkaufsliste kannst du also unnötige Zusatzeinkäufe vermeiden. Gleichzeitig ist dein Einkauf effizienter, weil du die Liste abarbeiten kannst und nicht ständig nachdenken musst, ob du etwas vergessen hast.

Wie kommst du zur Einkaufsliste? Hierfür gibt es zwei Quellen:
1. Die Kanban-Regel: ist was weg, muss was hin
2. Die Kochplanung: Was möchte ich essen und kochen?

1. Kanban-Regel – ist was weg, muss was hin
Deinen Haushalt nach der Kanban-Regel zu führen, schützt dich automatisch vor stock-outs, also fehlenden Produkten.

Das Prinzip wurde in der japanischen Autoindustrie erfunden, um die Produktionslinien zu versorgen und bedeutet vereinfacht gesagt: Ist was weg, muss was hin! Am Fließband ist es dramatisch, wenn auch nur ein Artikel fehlt, denn dann steht das ganze Band und die Produktion ruht. So schlimm ist es im Haushalt nicht, doch du kannst schlechte Laune durch Kanban vermeiden.

Und das funktioniert so. Von jedem Artikel gibt es immer einen, der in Benutzung ist und mindestens einen in Reserve. Sobald der aktuell verwendete Artikel aufgebraucht ist und der Reserveartikel angefangen wird, wird sofort ein neuer Reserveartikel eingekauft. Somit ist stets ein Artikel von einer Sorte verfügbar. Zum Beispiel Mehl: Deine Mehlbox ist leer. Also gehst du in die Vorratskammer und holst eine neue Mehltüte. Sofort nach dem Umfüllen des Mehls notierst du auf dem Einkaufszettel „Mehl".

Das war einfach. Etwas komplizierter wird es bei Artikeln, die du häufiger benötigst wie z.b. Joghurt. Hier ist wahrscheinlich ein Reservejoghurt zu wenig. Abhängig von deinem Verbrauch pro Tag und der Einkaufsfrequenz pro Woche muss hier der Reservebestand angepasst werden. Wenn du also jeden Tag 1 Joghurt essen möchtest und 1x die Woche einkaufen gehst, so solltest du mindestens 7 Joghurts als Reservebestand im Kühlschrank haben.

2. Die Kochplanung: Was möchte ich essen und kochen?

Überlege dir zu Beginn einer Woche – zum Beispiel am Wochenende davor – was du in der nächsten Woche gerne essen und kochen möchtest. Das ist wichtig, damit du nicht aus Heißhunger heraus etwas kaufst oder isst, sondern dir überlegst, worauf du Lust hast. Nur so kommst du zu einer spannenden Abwechslung und sorgst gleichzeitig dafür, dass deine inneren Esswünsche auch erfüllt werden.

Die Produkte, die du essen möchtest und die Zutaten deiner geplanten Kochaktivitäten notierst du nun auch auf deiner Einkaufsliste.

Die stets aktuelle Einkaufsliste

Bei mir hat sich eine Einkaufsliste als Notiz im iPhone bewährt. Hier schreibe ich nach Warengruppen sortiert alles auf, was einzukaufen ist. Da ich einen Stammladen habe, habe ich die Abfolge der Warengruppen auch nach der Anordnung der Produkte im Laden sortiert. Das sieht dann so aus:

- Weltmeisterbrötchen
- Roggenbrot
-
- Tomaten – Gurke – Kohlrabi
- Nektarinen – Ananas – Äpfel
-
- Eier
-
- Kochschinken
- Etc.
-

Wenn ich also den Laden betrete, dann arbeite ich die Liste von oben nach unten ab – und vergesse nichts!

Diese Liste fülle ich zuhause und unterwegs kontinuierlich, wenn mir etwas einfällt, meine Frau oder die Kinder einen Wunsch äußern oder aber – wie oben beschrieben – wenn Kanban und die Kochplanung einen Einkaufsbedarf ergeben. Alles, was ich dafür benötige, trage ich dann sofort in die Liste ein.

Solltest du kein Smartphone haben, so kannst du natürlich auch mit einer Papierliste arbeiten. Dies hat allerdings den Nachteil, dass du nicht einfach die Notiz dauernd aktualisieren kannst, sondern durchstreichen musst. Zudem ist es nicht so einfach diese Liste immer bei sich zu haben, was in der Realität häufig zu mehreren verschiedenen Zetteln führt, bei denen du leicht den Überblick verlierst.

Kaufe mit Sachverstand und offenen Augen ein: Mit deinem neu erworbenen Basiswissen kannst du nun viel informierter einkaufen gehen. Du bist nicht mehr nur durch Werbebotschaften und bunte Verpackungen „informiert" und zum Kauf angeregt. Nein, du weißt mehr und wirst mit jedem Übungsschritt ein mündigerer Konsument, der genau weiß, was er möchte – und was nicht. Der versteht, was die einzelnen Produkte wirklich sind, wo sie herkommen und ob sie gut für dich sind.

Bevorzuge kleine Packungsgrößen: Wer kennt das nicht. Eine Tüte Chips war gerade noch voll, schon ist sie komplett leer. Wir haben die Angewohnheit bei verpackten Lebensmitteln alles aufzuessen, was in der Tüte ist – bis zum letzten Krümel. Und das ganz unabhängig von der Packungsgröße. Daher Lebensmittel lieber nicht im XXL-Sparpack kaufen (der sowieso selten wirklich günstiger ist). Stattdessen kleinere Packungsgrößen erwerben.

Sorge stets für einen vollen Kühlschrank: Sorge dafür, dass dein Kühlschrank immer gut gefüllt ist. Klingt paradox? Nein, denn du sollst ihn mit den richtigen Lebensmitteln füllen. Wenn du kontinuierlich gesunde, frische und wohlschmeckende Lebensmittel im Kühlschrank hast, dann brauchst du nicht aus Mangel auf ungesunde Alternativen zurückgreifen. Gleichzeitig erhöht ein großzügiger Vorrat an frischem Obst und Gemüse sanft den Druck auf dich, diese verderblichen Frischwaren auch zügig zu verbrauchen. Und das sorgt dafür, dass der Anteil gesunder frischer Produkte an deiner Ernährung steigt.

4. Selber bewusst und schonend kochen

- Selber kochen schlägt Fertiggerichte und Essen außer Haus
- Zutaten bewusst wahrnehmen und fokussiert vorbereiten
- Die richtige Zubereitungsweise entscheidet über den Gesundheitsgrad – schonend kochen
- Nicht freihändig dosieren
- Eine gute Basisausstattung reicht – Kochen ist gar nicht so schwierig
- Kochen macht Spaß und beschert dir kleine Erfolgs- und Glückserlebnisse

Selber kochen schlägt Fertiggerichte und Essen außer Haus
Wenn du selber kochst, hast du Kontrolle über die Zutaten. Du entscheidest, was du verarbeitest – und nicht die Industrie oder ein Koch.

Fertiggerichte enthalten häufig Zusatzstoffe, die du nicht brauchst. Je mehr Verarbeitungsschritte für die Herstellung erforderlich waren, desto mehr Hilfsstoffe wurden eingesetzt. Und wenn wir ehrlich sind: sie schmecken meist auch nicht so richtig. Bei Zubereitung in der Mikrowelle entstehen undefinierbare Pampen. Gerichte für den Backofen werden oft ganz ansehnlich und knusprig – doch in der Zeit kannst du auch selber kochen. Klar, es gibt auch Situationen, in denen du einfach keine Lust hast, etwas zu kochen. Dann sind Fertiggerichte eine Alternative – übrigens auch für 84% der Deutschen. Doch im Regelfall solltest du dir angewöhnen, selber zu kochen.

Ein weiteres Argument ist, dass häufig in Fertiggerichten Glutamat als Geschmackverstärker enthalten ist (manchmal deklariert als Hefeextrakt oder pflanzliches Eiweiß). Wenn wir satt sind, dann signalisiert Glutaminsäure im Körper dem Gehirn „Danke ich bin satt, bitte aufhören zu essen". Das Glutamat blockiert diesen Prozess jedoch – und wir essen weiter. Und gegen solch eine biochemische Reaktion sind wir machtlos, denn wir können sie nicht wissentlich mit unserem Kopf steuern.

Bei **Außer-Haus-Verpflegung** wie in Restaurants weißt du sehr wenig über das, was du isst. Erinnerst du dich noch an den Analogkäse, diese Mischung aus Öl und Mehl, die mit einem Milchprodukt gar nichts zu tun hat? Nach Verbraucherprotesten ist der aus den Supermärkten verschwunden. In der Gastronomie werden nach wie vor noch große Mengen eingesetzt, so z.b. auf Pizza oder um Gerichte zu überbacken. So gibt es bei Metro den „Pizza-Mix – geriebener Pizzabelag aus 50% Käse und 50% Pflanzenfettbasis" im 5kg-Beutel. Sagen muss dir das der Koch nicht. Und wenn die Pizza fertig ist, kannst du keinen Unterschied mehr sehen bzw. schmecken - da leisten die Aromastoffe ganze Arbeit. Allerdings ist der Analogkäse nur ein Lieferant von Fett und Kohlenhydraten. Die wertvollen Inhaltsstoffe aus der Milch wie Proteine und Kalzium sind nicht enthalten. Diese Liste ließe sich beliebig fortsetzen. Besonders spannend ist, wenn du mal in den Genuss kommt einen Großmarkt für Gastronomen wie z.b. Metro zu besuchen. Diese riesigen Warenparadiese bieten eine Vielzahl von Basiszutaten, Halbfertigprodukten und Fertigprodukten für Gastronomen an. Es ist unglaublich, was ein Restaurantbetreiber schon alles fertig bzw. halbfertig einkaufen kann – und es nur noch erhitzen muss. Viele der sogenannten Convenience-Produkte (=Bequemlichkeit) haben eine große Verbreitung erfahren. Kochen kannst du das dann nicht mehr nennen. Gut lässt sich das zum Beispiel bei Tiefkühlkuchen beobachten. Wie häufig siehst du in Cafés in der Vitrine einen runden Apfelstreuselkuchen stehen, der perfekt aussieht. Das ist schon ein Indiz dafür, dass er wahrscheinlich nicht vom Bäcker um die Ecke kommt, sondern nur aufgetaut wurde. Aus so einem 1.250g-Exemplar kann ich als Café-Betreiber mindestens 8 Stücke gewinnen. Wenn ich die für 3 Euro pro Stücke verkaufe, habe ich 24 Euro verdient. Schau doch einmal bei Lidl in die Tiefkühltruhe. Dort bekommst du den ganzen Apfelstreuselkuchen für 2,99 Euro.

Der Apfelkuchen ist dabei noch ein Beispiel für ein ziemlich gutes Produkt, denn mit einem Apfelanteil von über 50% ist es für diese Kategorie ein sehr ausgewogenes Lebensmittel. Bei anderen Gerichten bist du dem Koch nahezu ausgeliefert. Wenn du z.b. Nudeln mit Sauce bestellst, hast du keine Ahnung wieviel Sahne und Öl beim Kochprozess verwendet wurden. Und wie wir oben gesehen haben, kann die unterschiedliche Dosage einzelner Komponenten bei hoch kalorienreichen Zutaten ganz wesentlich über den Nährwert entscheiden. Eine schonend zubereitete Nudelpfanne mit viel Gemüse kann so bei einer Variante nur 500 Kalorien haben. Wenn der Koch jedoch reichlich mit Öl angebraten und die Sauce mit Sahne verbessert hat, dann können wir auch bei 1.000 Kalorien und sogar noch mehr landen.

Auf jeden Fall kannst du dir häufig das Geld für Fertiggerichte oder Essen außer Haus sparen. Und die eingesparte Summe lieber für hochwertige Lebensmittel ausgeben oder in eine bessere Küchenausstattung investieren. Verglichen mit den Kosten für einen Restaurantbesuch ist eine gute Pfanne für 60 Euro nicht teuer.

Zutaten bewusst wahrnehmen und fokussiert vorbereiten
Vorteil des eigenen Kochens ist also, dass du genau weißt, was du isst. Du kennst und entscheidest über die einzelnen Komponenten – nicht ein Koch. Damit kannst du ganz nach deinen Vorlieben und deinem Geschmack verschiede-

ne Lebensmittel zusammenstellen und gemeinsam kochen. Was du nicht magst, lässt du einfach weg.

Durch die Vorbereitung der Zutaten erhältst du des weiteren einen engeren Bezug zu dem Lebensmittel. Schon während der Kochvorbereitung – d.h. Waschen, Putzen, Kleinschneiden etc. – kannst du die Lebensmittel begutachten, fühlen und natürlich auch probieren. Somit wird schon die Vorbereitung des Kochaktes zum Erlebnis.

Und: Kochen kann meditativ und entspannend sein – wenn du dich fallen lässt. Wenn du zum Beispiel schneidest, dann solltest du tunlichst nicht an etwas anderes denken – sonst hast du schnell eine kleine Verletzung am Finger. Auch der parallele Gebrauch von Smartphones etc. empfiehlt sich in der nassen Küchenumgebung nicht wirklich. Also konzentriere dich voll auf die Zubereitung, lass dich von der Welt der Düfte und Aromen verführen und fühle die entspannende Wirkung.

Die richtige Zubereitungsweise entscheidet über den Gesundheitsgrad – schonend kochen
Neben der Auswahl der geeigneten Nahrungsmittel ist v.a. die richtige Zubereitungsweise entscheidend für den Gesundheitsgrad unserer Lebensmittel. Eine Kartoffel z.B. ist ein tolles Lebensmittel, das uns mit Kohlenhydraten und vielen Nährstoffen versorgt. Mit 70kcal/100g absolut in Ordnung. Wenn die Kartoffel nun weiterverarbeitet wird, so steigt ihr Energiegehalt und teilweise werden wertvolle Nährstoffe entfernt. So wird für die Verarbeitung zu Pommes frites die Schale mit den darunterliegenden wertvollen Nährstoffen entfernt. Gleichzeitig werden die Pommes in der Fabrik schon einmal vorfrittiert. Ein Prozess, bei dem die Kartoffel viel Öl aufnimmt und der Kaloriengehalt von 70 auf rd. 150kcal steigt. Danach werden die Pommes frites tiefgeforen, um letztendlich im Imbiss kurz vor dem Ver-

zehr noch ein zweites Mal im Ölbad frittiert zu werden. Hierdurch steigt der Kalorienwert erneut: auf 300kcal/100g. Hauptsächlich verursacht durch den Fettgehalt von nun 15%. Weitere wertvolle Inhaltsstoffe sind nach dem Prozess kaum noch enthalten.

Das eben beschriebene Frittieren ist neben Pommes v.a. bei panierten Produkten wie Schnitzel oder Chicken Nuggets verbreitet. Hierbei saugen sich die Panaden regelrecht mit Öl voll, der Fettgehalt der Produkte steigt rapide an und sie werden wahre Kalorienbomben.

Für die Zubereitung zu Hause solltest du also schonendere Zubereitungsvarianten wählen. Schonend bedeutet vor allem weniger zu verwenden: weniger Öl und Fett und auch Wasser zu reduzieren

Denn das klassische Braten in der Pfanne mit viel Öl erzeugt denselben Effekt wie das Frittieren und sollte durch schonendes Braten mit wenig Öl und Fett abgelöst werden.

Beim Kochen im Topf solltest du ebenfalls nicht mit zuviel Wasser arbeiten. Denn dieses schwemmt die Nährstoffe aus den Lebensmitteln aus, so dass diese einen geringeren Nährwert haben als vorher. Zudem wird so der natürliche Geschmack besser erhalten.

Der Backofen ist eine sehr gute Zubereitungsmethode, die häufig ohne Zusätze auskommt. Allerdings eignen sich nicht alle Gerichte dafür. Wenn ein Lebensmittel alternativ zu Pfanne etc. im Backofen zubereitet werden kann, so solltest du stets diese Variante wählen. Zudem kannst du im Backofen durch die hohe Hitze auch sehr knusprige und aromatische Gerichte erzielen.

Das ist ein klarer Vorteil zur Mikrowelle. Die geht zwar schnell und auch ohne viel Wasser bzw. Öl. Allerdings sind die Ergebnisse häufig nicht so berauschend. Es passiert regelmäßig, dass die Lebensmittel an einer Stelle sehr heiß und an einer anderen eiskalt sind – da kannst du die tollste Drehtellermikrowelle der Welt haben. Zudem kommt es durch die ruckartige Erhitzung – v.a. bei höheren Wattzahlen – gerne zu „Explosionen", bei denen z.b. Aufläufe oder Fertiggerichte sich in der gesamten Mikrowelle verteilen. Das Saubermachen ist wirklich kein Spaß. Und schlussendlich das „Kochergebnis". Knusprig wird hier nichts. Warm vielleicht, doch die Konsistenz ist meist eher pampig und kein kulinarisches Vorzeigeergebnis.

Nicht freihändig dosieren
Beim freihändigen Dosieren gehst du stets das Risiko ein, dass du unbewusst zu viel nimmst. Wenn du z.b. nur etwas Milch in seinen Kaffee schüttest – so können das gleich einmal locker 100 bis 200ml werden, je nachdem wie groß die Tasse ist. Und schon sind wieder 60-120kcal in deinem Körper. Noch gravierender ist es bei Öl. 1 kleiner Teelöffel enthält 5g Öl – eine Menge, die du kaum sehen kannst. Das sind bereits 45kcal.

Also kaufe dir eine kleine Küchenwaage und wiege die relevanten Zutaten ab. Das gilt natürlich nicht für Gemüse etc. – hiervon kannst du so viel nehmen wie du willst. Aber andere Komponenten wie Milch, Mehl, Zucker, Öl und Fett etc. solltest du stets abwiegen. Natürlich sollst du jetzt nicht in die Kaffeeküche an deinem Arbeitsplatz eine Waage stellen. Hier kannst du dir alternativ sehr gut mit einem Teelöffel behelfen und ihn als Dosierunterstützung verwenden.

Eine gute Basisausstattung reicht – Kochen ist gar nicht so schwierig

Denkst du, du kannst gar nicht kochen? Dann bist du als Mann in guter Gesellschaft – als Frau nicht. In Deutschland können 6,4% der Frauen wenig bis gar nicht gut oder überhaupt nicht kochen – jedoch 39,4% der Männer.

Im Gegenzug schätzen 2/3 der Frauen (65,2%) ihre Kochkenntnisse als sehr gut bzw. gut ein. Allerdings nur ein Drittel der Männer (31,9%)[35]. Woher kommt das?

Das Kochwissen wird nicht mehr von Generation zu Generation weitergegeben

Früher wurde selbstverständlich das Kochwissen von einer Generation zur nächsten weitergegeben. Die Rezepte wurden gar nicht aufgeschrieben, sondern den Jüngeren gezeigt und beigebracht. Heute ist das nur noch selten der Fall. Als ich meine Mutter einmal fragte, wie sie mein Lieblingsgericht Quarkauflauf kocht, erklärte sie mir grob die Zutaten und sagte, dass sie das nie aufgeschrieben hätte. Das rüttelte mich wach und ich begann gemeinsam mit ihr all die wichtigen und guten Rezepte aus meiner Kindheit einmal aufzuschreiben. Es war mir wichtig die Zutaten und Kochmethoden zu konservieren, um das Geschmackserlebnis zu erhalten. Denn ansonsten droht das Wissen um das Kochen noch weiter verloren zu gehen und das Essen wird einfältiger. So können zum Beispiel die Briten in ihrem gesamten Leben im Schnitt nur 7 Gerichte kochen[36] - das ist schon sehr übersichtlich.

Mein Interesse für das Kochen erwachte im übrigen relativ spät. Das ganze Studium habe ich vor allem dank einer Mikrowelle mit eingebauter Grillfunktion und einer Pizzeria mit

---

[35] Nationale Verzehrsstudie II, Ergebnisbericht, Max-Rubner-Institut, Bundesforschungsinstitut für Ernährung und Lebensmittel, 2008, S. 105
[36] Satansbraten, Süddeutsche Zeitung, 10./11. August 2013, S. V1

dem mystischen Namen „Ali Baba" überlebt. Da gab es dann auch häufig mal 2x am Tag eine Pizza. In der Mikrowelle wurden mehr oder minder wohlschmeckende Köstlichkeiten wie der gekühlte Kartoffelauflauf von Aldi zubereitet. Ich erinnere mich noch genau an das „Plopp", wenn das Gericht mal wieder explodierte und ein Teil des Auflaufs sich überall an Wand und Decke der Mikrowelle verteilt. Das war kein Spaß – weder geschmacklich noch der anschließende Reinigungsakt. Meine Mutter hatte mir zwar zum Studiumsbeginn das „Dr. Oetker Grundkochbuch" geschenkt. Doch das habe ich ungelesen erst nach Abschluß des Studiums wiedergefunden. Heute befinde ich mich zum Glück in einer ganz anderen Situation – und bin sehr froh damit!

Im Kapitel 10 „Kochtipps" werde ich noch einmal ausführlicher darstellen, was du als Basisausstattung für deine Küche zum Start brauchst und dir ein paar Tipps mit auf den Weg geben.

Kochen macht Spaß und beschert dir kleine Erfolgs- und Glückserlebnisse
Wenn du dich erst einmal mit dem Thema Kochen beschäftigt hast und die Scheu vor dem Thema verlierst, dann wirst du schnell einen großen Spaß daran empfinden. Es ist ein tolles Gefühl, wenn du selber kleine Mahlzeiten für dich, deine Freunde und deine Familie zaubern kannst. Und wenn diese auch noch gesund und nährstoffreich sind, du damit also deinem Körper etwas Gutes tust. Denn dann belohnst du auch dich und deinen Geist, denn diese kleinen Erfolgserlebnisse – wenn etwas gelingt, wenn es gut schmeckt, wenn deine Familie und Freunde dich loben – bestätigen dich auf deinem Kurs und machen dich glücklich! So habe ich neulich mit unseren Kindern gemeinsam Pflaumenmus gekocht. Eine aufwändige Prozedur: 3kg

Pflaumen gemeinsam entkernen, schneiden, dann stundenlang einkochen und das heiße Mus in die vorbereiteten Gläser füllen. Möglichst ohne mich zu verbrennen und zu viel daneben zu gießen. Doch als wir am nächsten Morgen gemeinsam kosteten, da sagte unser Sohn zu mir „Papa, du hast das gut gemacht – es schmeckt". Da habe ich gleich den ganzen Arbeitsaufwand vergessen, war stolz auf mich selber und glücklich über das Lob unseres 2-Jährigen.

5. Fokussiert essen und mit Freude genießen - höre auf, wenn du satt bist

* **Fokussiert essen und mit Freude genießen**
* **Den eigenen Geschmack herausfinden**
* **Entferne sichtbares Fett**
* **Höre auf, wenn du satt bist!**

Fokussiert essen bedeutet bewusst speisen. Nicht essen – speisen, das ist ein Motto der Feinschmeckerbruderschaft Chain de Rotisseur.[37] Das Essen mit allen Sinnen wahrnehmen und genießen, das bedeutet

- Fühlen: fasse die rohen Produkte mit den Fingern an. Welche Struktur hat die Oberfläche? Ist sie weich oder hart?
- Sehen: betrachte, was auf dem Teller liegt. Wie es dampft. Wie sieht das Essen aus? Welche einzelnen Teile kannst du erkennen?
- Riechen: Nimm beim Kochen wahr, welche Gerüche sich entwickeln. Toll riecht es zum Beispiel, wenn du Schinkenwürfel in der Pfanne anbrätst. Riechst du sie schon, wenn du die Gabel zum Mund führst? Kannst du einzelne Aromen identifizieren?

---

[37] Männer die kochen sind unwiderstehlich, Michael Harles, Coppenrath, 2008, S. 18

- Hören: Lausche dem Ton deiner Pfanne, wenn das Gemüse darin brutzelt. Höre zu, wie die Karotte knackt, wenn du in sie hineinbeisst. Nimm wahr, wie knusprig sich ein frisches Brötchen anhört, wenn du es aufschneidest.
- Schmecken: Fühle intensiv mit Zunge und Gaumen, was du isst. Versuche die einzelnen Geschmäcker herauszufinden. Es gibt 5 Grundgeschmacksrichtungen: bitter, süß, salzig, sauer, umami (fleischigherzhaft). Am Rand unserer Zunge sind die Geschmacksrezeptoren verteilt, dort kannst du überall die 5 Grundgeschmäcker spüren.
- Kauen, kauen, kauen: Beim Kauen werden noch mehr Aromen freigesetzt. Du kannst die Struktur und Beschaffenheit deiner Speise erfassen. Ist es hart und knackig oder weich? Süß oder salzig? Und je länger du kaust, desto mehr hast du von jedem einzelnen Bissen. Daneben hilfst du noch deinem Magen, der sich freut, wenn er das Essen vorzerkleinert erhält. Und auch deine Zähne sind begeistert. Mehr kauen = mehr Speichelfluss und dieser reduziert zahnschmelzzerstörende Säuren.

Wenn du so aufmerksam isst, wirst du mehr Freude am Essen empfinden. Allerdings wirst du im Laufe der Zeit und mit Übung auch ein Feinschmecker. Du wirst dann schlechtes Essen viel intensiver wahrnehmen als vorher. Dein Körper ist sensibilisiert und gibt dir diese Informationen auch weiter. Das führt dazu, dass dir einige ungesunde Sachen gar nicht mehr so richtig schmecken werden und du kein Verlangen mehr danach verspürst. Du wirst mehr zum Genießer, denn:

Essen ist ein Bedürfnis, genießen ist eine Kunst.
Francois de la Rochefoucauld (1613-1680)

Und diese Kunst kannst du Schritt für Schritt lernen. Zusätzlich hilft dir das bewusste Essen dabei dein Sättigungsgefühl besser einschätzen zu lernen. Der Körper signalisiert dir „Satt" nämlich erst nach 15-20min. Wenn du fokussiert und in Ruhe isst, bekommst du das Signal rechtzeitig mit.

Nebenbei nichts anderes machen. Ich weiß, das ist ein hehres Ziel. Manchmal wird es mir auch zu langweilig, wenn ich nur esse – daher lese ich meistens Zeitung dabei. Ich versuche jedoch stets abwechselnd entweder zu essen oder zu lesen – denn beides gleichzeitig geht nicht. Nichts anderes nebenbei zu machen ist darum so wichtig, weil sonst leicht trotz leerem Teller der Eindruck entsteht, du hättest gar nichts gegessen. Das Verzehren ist einfach so nebenbei passiert, während du z.b. Fernsehen geschaut hast, Auto gefahren bist, durch die Straße gelaufen bist... Durch solch unbewusstes Essen nimmst du automatisch zu viel zu dir. Denn nach der eigentlichen Mahlzeit bleibt ein Gefühl der Leere und die wird dann erneut gefüllt durch weiteres Essen. Und seien wir mal ehrlich: so lange dauert das Essen nun auch nicht, dass du nicht die Zeit dafür hättest? Denk mal daran, für welche Aktivitäten der mehr oder minder sinnvollen Art du täglich deine Zeit verwendest. Mit dem Essen führst du deinem Körper wichtige Lebensgrundlagen zu, ohne die er gar nicht überleben kann – das sollte dir schon etwas Zeit wert sein!

Schneide deine Lebensmittel klein – dann hast du mehr davon

Schiebe dir keine riesigen Stücke in den Mund, denn diese kannst du nur schlecht kauen. Gleichzeitig fällt es so schwer die volle Aromenvielfalt zu genießen, weil du primär mit der Bewältigung der Masse in deinem Mund zu tun hast.

Schneide die Lebensmittel schön klein und führe sie einzeln zum Mund. Das erzeugt nebenbei das psychische Erlebnis, dass du viel mehr isst – auch wenn die Nahrungsmittelmenge gleich bleibt.

Lerne mit Stäbchen zu essen – wie es die Asiaten tun (optional) Sicherlich hast du auch schon einmal Chinesen bewundert, wie elegant sie mit den Stäbchen essen. Und auch in manchen Restaurants in Deutschland beobachtet, wie Gäste versuchen mit den zwei Stäbchen unbeholfen die Mahlzeiten vom Teller in den Mund zu bugsieren. Wenn du mit Stäbchen isst, so musst du dich viel mehr darauf konzentrieren. Es ist gar nicht so einfach die beiden Stäbchen parallel zu halten, den nötigen Pressdruck aufzubauen, um das Lebensmittel zu greifen und zum Mund zu führen. Schwieriger wird es noch, wenn die Lebensmittel ganz klein oder sehr groß sind und sogar mit einer leicht glitschigen Sauce überzogen sind. Das ist dann richtige Kunst! Ich hatte das Glück während eines Praktikums in China richtig mit den Stäbchen essen zu lernen. Das haben mir die chinesischen Kollegen beigebracht – unter viel Amüsement und Lachen bei meinen ersten Versuchen. Erklären kann ich das in diesem Buch sehr schwer. Geh am besten in ein asiatisches Restaurant deines Vertrauens und bitte die Mitarbeiter vor Ort, dir das richtig zu zeigen. Ermutige sie auch dich direkt auf Verbesserungsmöglichkeiten hinzuweisen – Asiaten sind ja häufig sehr höflich und werden dir daher auch sagen, dass du es toll machst, wenn es noch nicht wirklich ausgereift ist.

Wenn du die Technik einmal grundsätzlich beherrschst, dann heißt es mal wieder üben, üben, üben. Und hier kannst du dir der Anerkennung von Freunden und Bekannten sicher sein. Jeder wird dich bewundern, wenn du sicher mit den Stäbchen hantierst. Und gleichzeitig kannst du so sehr bewusst und fokussiert essen.

Entferne sichtbares Fett

Sichtbares und damit pures Fett solltest du aus deinen Speisen entfernen. Wenn z.b. ein Nackensteak sehr stark durchwachsen ist, dann schneide die Fettanteile heraus und platziere sie am Rande deines Tellers bzw. auf einem extra Müllteller. Das gleiche gilt für Schinken mit Fettrand oder auch Hähnchen mit fettiger Haut. Bedenke, dass jedes einzelne Gramm von dem puren Fett gleich 9 kcal liefert – und dabei schmeckt es nicht einmal wirklich gut.

Schäme dich nicht für dein Verhalten – dazu besteht gar kein Anlass. Das Essen wird so deutlich bekömmlicher für dich. Gleichzeitig sendest du z.b. im Restaurant eine klare Botschaft an den Koch in Zukunft doch bitte hochwertigere Zutaten zu verwenden.

Gemeinsam essen mit Familie und Freunden ist auch ein sehr guter Ansatz. Ist dir schon einmal aufgefallen, dass zahlreiche dicke Menschen in Gemeinschaft selten viel essen? Ich frage mich dann immer, warum die eigentlich so dick sind, wenn sie doch nie etwas essen und angeblich keinen Hunger haben. Sind das „Heimlich-Alleine-Esser"? Eine andere Erklärung kann es nicht geben. Wahrscheinlich essen sie sehr undiszipliniert zu Hause viel zu viel in sich hinein. Gemeinsam essen mit Familie und Freunden führt zum einen zur Einhaltung gewisser regelmäßiger Zeiten – v.a. mit Kindern. So kommst du gut in den Rhythmus, keine Hauptmahlzeit auszulassen. Zum anderen diszipliniert die Gruppe dazu, dass du nicht zu viel isst. Und die gemeinsame Mahlzeit ist ein schönes Erlebnis – passt daher voll in das Konzept.

Den eigenen Geschmack herauszufinden ist eine ganz wichtige Sache. Hier gibt es große Unterschiede. Wichtig ist, dass du wirklich weißt, was du gerne isst und was dir schmeckt. Ich persönlich habe früher auf Brötchen immer nur Marmelade gegessen. Als ich meine Frau kennenlernte, hat sie mich sukzessive an die Welt von Käse herangeführt. Und ich entdeckte, wie lecker die verschiedenen Varianten von Käse sind (vom Camembert über Gouda bis zum Blauschimmelkäse). Das war eine enorme Bereicherung für mich und zeigt auch, dass sich jeder diesbezüglich persönlich entwickeln kann.

Jeder Mensch ist ein einzigartiger Esser. Auch du bist geprägt durch dein menschliches Wesen und alles, was deine Persönlichkeit ausmacht. Wie bist du aufgewachsen, was fühlst du, welche Gedanken machst du dir? Wir essen nicht nur, um den Hunger zu bewältigen, sondern auch um uns positive Gefühle zu verschaffen – ansonsten wären wir lediglich ein Bauch auf zwei Beinen. Daher ist die vorherrschende Frage: Worauf habe ich wirklich Hunger und was schmeckt mir persönlich gut?

Hierbei ist auch die Beobachtung der eigenen Körperreaktionen auf verschiedene Lebensmittel spannend. Nach welchen Lebensmitteln fühlst du dich gut und energetisch? Wann fühlst du dich schlapp, hast saures Aufstoßen, ein großes Völlegefühl oder schlimme Blähungen? Ich hatte da mein Erlebnis mit Eiscreme. Früher habe ich gerne und häufig Eis gegessen. Ob McFlurry bei McDonalds, Cornetto in der Waffel oder die leckeren Packungen mit Eis aus dem Supermarkt – ich war ein sehr großer Eisfan. Allerdings musste ich ehrlicherweise feststellen, dass ich mich nach dem Eisgenuss häufig gar nicht gut fühlte. In meinem Bauch war viel Luft, ich war aufgebläht und unkonzentriert – fühle mich einfach nur schlecht. Irgendwann hat es mir gereicht und ich habe beschlossen, einmal testweise auf Eis zu verzichten. Und sofort ging es mir besser. Das komische Gefühl im Bauch war weg und seitdem weiß ich, dass ich besser die Finger von Eiscreme lasse. Zum Glück offeriert uns die Lebensmittelwelt ja eine große Auswahl – Alternativen gibt es also viele. Dieses Empfinden ist sehr individuell, daher kannst du es auch nur alleine für dich selber herausfinden. Um es verbindlich zu machen, trägst du diese Nahrungsmittel dann hier ein.

Diese Lebensmittel vertrage ich nicht und werde sie deswegen meiden:

1.
2.
3.
4.
5.
6.
7.
8.
9.
10.

Den Unterschied zwischen Hunger und Appetit zu lernen ist eine weitere Facette. Vor allem beim Essen solltest du zunehmend darauf achten, was dein Körper dir signalisiert. Wann bist du satt und isst einfach weiter, weil du Lust hast? Und fühlst dich danach dann doch zu voll, weil dein Körper es dir übel nimmt?

Höre auf, wenn du satt bist - Du musst nicht alles aufessen:
Früher bestimmten unsere inneren Reize das Essen: Bei Hunger wurde etwas gegessen. Heute ist dies vielfach abgelöst durch äußere Reize so hat der Ernährungspsychologe Dr. Thomas Ellrott festgestellt. Wir essen zu standardisierten Essenszeiten oder aber wir essen einfach so viel wie auf dem Teller liegt. Dabei hören wir zu wenig auf den eigenen Körper. Und von früh auf wurde uns das so beigebracht. Denn wer kennt nicht den Kommentar der Eltern „Erst wenn du den Teller aufgegessen hast, darfst du aufstehen"

oder „Wenn du nicht aufisst, gibt es morgen schlechtes Wetter".

Daher gilt: Lass ruhig etwas auf dem Teller liegen, wenn es dir nicht schmeckt oder du schon satt bist. Zum Glück leben wir in einer Überflussgesellschaft, in der die Nahrungsmittel nicht knapp sind – ganz im Gegenteil. Du bist auch kein kleines Kind mehr, das nur brav ist, wenn es seinen Teller aufgegessen hat. Nein, du bist ein erwachsener Mensch, der frei entscheiden kann. Und wenn du nichts mehr essen willst – dann lasse es einfach liegen. Vielleicht wird man dich darauf ansprechen. Dann kannst du gerne Kritik am Essen äußern, z.b. was dir nicht gefallen hast. Oder du sagst ganz einfach: „Vielen Dank. Es hat super geschmeckt, doch ich bin satt. Und wenn ich jetzt noch mehr davon esse, werde ich es nicht in guter Erinnerung behalten, weil ich zu voll bin. Also höre ich jetzt lieber auf".

Im Übrigen: Kinder gelten ja stets als so unvernünftig. Doch beim Essen schaffen sie es aufzuhören, wenn sie satt sind und das obwohl der Teller noch voller Leckereien ist. So hatte unser Sohn Mika noch den ganzen Teller voller leckerem Pfannkuchen mit Heidelbeerkonfitüre. Doch nach einem Viertel des Tellers sagte er plötzlich „Ich bin satt" und machte sich daran vom Tisch aufzustehen. Wenn Kinder das können, dann sollten eigentlich Erwachsende das erst recht hinbekommen, oder?

6. Regelmäßig essen und keine Mahlzeit auslassen

- Mindestens 3 Mahlzeiten am Tag
- Warme Mahlzeiten sind wichtig für die Psyche

Regelmäßiges Essen ist die beste Vorbeugung gegen Heißhungerattacken. Wer zu lange nichts isst so nach dem Motto

„Mittagessen ist nur etwas für Weicheier" oder „Dinner cancelling", der riskiert danach umso mehr zu essen. Denn bei langen Essenspausen erreicht der Körper einen niedrigen Blutzuckerspiegel. Ein Alarmsignal wird ausgelöst: Ich brauche dringend Nachschub – und zwar sofort!

Das regelmäßige Essen – möglichst zu einigermaßen festen Zeiten – ist daher ein Kernelement des Ernährungs-Profis. So erhält dein Körper eine gleichmäßige Körperzufuhr über den Tag verteilt. Er muss keine riesigen Portionen „aufgesparter" Mahlzeiten verkraften – denn das dankt er dir meist mit Aufstoßen und Völlegefühl. Und du fühlst dich auch nicht schlapp durch zu langen Nahrungsentzug. Gleichzeitig ist dies die beste Methode, um das „Snacken" zwischendrin zu vermeiden. Gerade diese Kleinigkeiten zwischendrin sind gefährliche Kalorienlieferanten: ein paar Kekse hier, ein bisschen Schokolade dort, ein Schokoriegel zwischendurch – und schon hast du viele leere Kalorien gesammelt. Leer, weil diese Produkte dir außer Fett und Zucker keine wertvollen Nährstoffe liefern. Zusätzlich bleibt das Gefühl „Ich habe noch nichts richtiges gegessen heute, also kann ich abends dann ordentlich zuschlagen". Und genau das ist falsch, denn es führt im Endeffekt zu deutlich überhöhter Energiezufuhr.

Also gut frühstücken, ordentlich Mittag essen und abends solltest du möglichst früh essen. Daumenregel hier ist rund 3h vor dem Schlafen die letzte Mahlzeit einzunehmen. Damit gibst du dem Körper die Chance noch zu verdauen, bevor du in den wohlverdienten Schlaf übergehst - ansonsten riskierst du eine unruhige Nacht.

Warme Mahlzeiten sind wichtig für die Psyche
Nimm mindestens 1x täglich eine warme Mahlzeit zu dir. Das ist psychologisch sehr wichtig, denn ansonsten denkst du leicht, dass dir irgend etwas fehlt. Diverse Untersu-

chungen bestätigen diesen Effekt. Er lässt sich nicht genau beschreiben, doch ein Gefühl der Unzufriedenheit stellt sich bei vielen Menschen ein, wenn nur kalte Nahrungsmittel gegessen werden. Es fehlt einfach etwas, wahrscheinlich weil wir Menschen seit Urzeiten daran gewöhnt sind, dass wir am Feuer sitzen und dort unsere Mahlzeit zubereiten. Das wird dann häufig kompensiert durch mehr Süßigkeiten, was genau der falsche Weg ist. Also mindestens 1x am Tag etwas Warmes essen. Häufig denken wir, dass eine warme Mahlzeit automatisch mehr Kalorien hat. Das muss jedoch nicht so sein, denn ein belegtes Brötchen kann zum Beispiel ganz leicht mehr Kalorien haben als z.b. ein frisch gebratenes Hähnchenschnitzel mit Gemüse. Es kommt auf die Auswahl der richtigen Produkte an.

7. Jede Mahlzeit enthält eine frische Komponente

- 5 am Tag: 5 Portionen Gemüse und Obst pro Tag
- Vielfältige Farben auswählen
- Nimm einen großen Teller und pack ihn richtig voll

Frisch bedeutet Gemüse bzw. Obst. Das sind die Stars in unserem Ernährungskonzept. Von ihnen kannst du beliebig viel essen. Am besten isst du sie frisch oder auch nur kurz gegart, ggf. auch 1 Portion als Saft. Idealerweise zu jeder Hauptmahlzeit (3x) und auch in den Zwischenmahlzeiten (2x). Das lässt sich zum Beispiel so realisieren

- Frühstück: beginnt mit 1 Portion Obst
- Zwischenmahlzeit 1: Obst oder Fruchtsaft
- Mittagessen: Gemüse gekocht
- Zwischenmahlzeit 2: Obst oder Fruchtsaft oder auch einmal geschälte Karotten/Gurke etc.

- Abendessen: Gemüse wie Tomaten, Salat etc.

Du siehst also: die 5x am Tag lassen sich ganz einfach durchhalten. Und wenn du zu Beginn nur 3x am Tag schaffst, ist das ein super Ergebnis. In jeder Hauptmahlzeit sollte aber auf jeden Fall eine frische Komponente enthalten sein. Wobei frisch auch tiefkühlfrisch bedeuten kann. Gerade in den Wintermonaten ist das Angebot an frischem Gemüse ausgedünnt. Da kannst du gut auf tiefgekühlte Basisprodukte wie Gemüsemischungen zurückgreifen (s.a. Einkaufstipps).

Vorteil von 5 am Tag ist: der Körper wird reichlich mit Vitaminen, Mineralstoffen, Ballaststoffen und auch sekundären Pflanzenstoffen (z.b. Carotinoide, Flavonoide) versorgt. Von Letzteren bekommst du einen besonders reichhaltigen Cocktail, wenn du nach dem Prinzip **Vielfältige Farben auswählen** vorgehst. Die Farben von Obst und Gemüse werden durch diese Flavonoide erzeugt. Das sind Bestandteile mit anti-oxidierender Wirkung, die einen signifikant positiven Einfluss auf die Gesundheit des Menschen haben. Studien zeigen ein geringeres Risiko für Herz-Kreislauf-Erkrankungen.[38] Und je bunter die Farbvielfalt deiner Ernährung ist (rot, gelb, orange, grün etc.), desto reichhaltiger ist die Mischung an Flavonoiden, mit der du deinen Körper beschenkst.

Du magst kein Obst und Gemüse?
Das glaube ich nicht. Denn das Obst- und Gemüsesortiment ist sehr vielseitig. Es gibt heimische und auch viele exotische Fruchtsorten aus der ganzen Welt stets frisch bei uns zu kaufen. Da kannst du sehr viel entdecken und ausprobieren – langweilig wird dir sicher nicht!

---

[38] Bernhard Watzl, Gerhard Rechkemmer. Basiswissen aktualisiert: Flavonoide. Ernährungs-Umschau, Band 48 , 2001, Heft 12

Über Kinder sagt man ja auch stets, dass sie Obst und Gemüse gar nicht mögen. Die Erfahrung mit unseren Kindern hat mir das Gegenteil gelehrt. Wenn wir einkaufen, so sind sie begeistert von roten Paprika, kleinen Minitomaten und lieben Brokkoli. Beim Obst sind sie verzückt von Mango und saisonal Nektarinen oder auch Birnen. Der natürliche Geschmack und auch die natürliche Süße vieler Früchte bietet unserem Gaumen sehr viel. Wer das angeblich nicht mag, der hat es aus meiner Sicht noch nicht ausprobiert bzw. den Bezug zum wahren Geschmack verloren. Diesen Kontakt gilt es wiederzuerlangen – und das geht am besten durch ausprobieren, testen und üben.

Zusätzlich kannst du viel von diesen Nahrungsmitteln essen, da sie kalorienarm sind – du wirst also satt. Und es gibt noch einen weiteren psychologischen Effekt: Häufig wird empfohlen, dass kleinere Teller besser sind, weil man sie nicht so voll packt. Ich glaube an das Gegenteil: **Nimm einen großen Teller und packe ihn richtig mit Gemüse voll**. Dann isst du viel und dein Körper ist befriedigt - das hilft gegen spätere Hungerattacken. Denn es ist erwiesen, dass du auf lange Sicht nur abnehmen kannst, wenn du satt bist.

8. Eiweißhaltig essen – Fleisch und Milchprodukte sind gut

- Gutes Fleisch ist kalorienarm und macht satt
- Vergiss vegetarische Fleischersatzprodukte
- 3x Milchprodukte jeden Tag

Gutes Fleisch ist kalorienarm: Wenn du mageres Schweinefleisch, Hähnchenbrust oder Putenfilet kaufst, so hat dies nur 100kcal/100g. Die Devise lautet daher: lieber hochwertiger und dafür weniger.

Teilweise werden in den Supermärkten zu Dumpingpreisen Fleischprodukte verkauft. Wenn du aber Artikel wie Nackensteaks oder Hähnchenkeulen erwirbst, so kaufst du ernährungstechnisch gesehen geringwertiges Fleisch. Das Wertvolle am Fleisch ist der hohe Proteingehalt, um dir die wichtigen Bausteine des Lebens zuzuführen. Diese hochwertigen Eiweiße gibt es nur im Muskelfleisch und nicht im Fett der Tiere. Der Fettgehalt des Fleisches ist in unserer Gesellschaft eher eine unnötige Begleiterscheinung. Kaufe also Fleisch, bei dem du die Struktur sehen kannst – nicht etwa Hackfleisch, Hacksteaks oder Bratwurst. Bei den ganzen Fleischstücken kannst du schön sehen, wieviel Muskelfleisch enthalten ist (hell- bis dunkelrot je nach Fleischsorte) und kannst auch das enthaltene weiße Fett sehen. Je weniger Fett du siehst, desto besser ist es. Natürlich kannst du das überschüssige Fett beim Kochen auch noch entfernen, lege jedoch gleich die richtige Grundlage beim Einkauf.

Fleisch macht satt: Weiterer Pluspunkt von Fleisch ist, dass Eiweiß satt macht. Du hast es vielleicht auch schon einmal gemerkt. Wenn du 300g Fleisch gegessen hast, dann kannst du irgendwann nicht mehr weiter essen – der Körper macht dicht. Nutze diesen Effekt für deine Ernährung. Wissenschaftler vom University College in London haben zusätzlich herausgefunden, dass der Sättigungseffekt von Eiweiß länger anhält. Ein spezielles PYY-Hormon sendet deinem Gehirn eine positive Sättigungsbotschaft.[39] Zusätzlich liefert Fleisch leicht verfügbares Eisen, Mineralstoffe und die Vitamine B1, B6 und B12. Die Bioverfügbarkeit dieser Mineralstoffe ist in Fleisch höher als in pflanzlichen Lebensmitteln – insofern ist es ein gutes Lebensmittel.

---

[39] www.focus.de/gesundheit/ernaehrung/news/appetitzuegler _aid_114961.html

Fisch ist eine Alternative: Die Deutsche Gesellschaft für Ernährung (DGE) fordert 1-2x pro Woche Fisch. Ich halte das in der Realität nie durch, da es mir doch häufig am Appetit auf diese Produkte mangelt. Unbestritten ist, dass Fisch wertvolle Inhaltsstoffe wie Jod, Selen und Omega-3-Fettsäuren beinhaltet. Fettiger Fisch kann aber auch sehr kalorienhaltig sein (z.b. Hering, Makrele, Lachs). Magerer Fisch wie Seelachs und Kabeljau sind da im Vorteil. Versuche also mindestens 1x pro Woche Fisch in deine Ernährung zu integrieren.

Vegetarische Fleischersatzprodukte klingen gut, halten jedoch in der Praxis nicht, was sie versprechen. Zum einen sind sie häufig gar nicht kalorienarm, sondern haben teilweise sogar mehr Kalorien als das oben beschriebene „gute Fleisch". Zum anderen gibt es immer mehr Berichte von Vegetariern, die wieder angefangen haben Fleisch zu essen, da sie zu dick geworden sind. Diese haben als „Pudding-Vegetarier" den Verzicht auf Fleisch mit Süßigkeiten kompensiert und zu viele Kohlenhydrate gegessen.[40] Dies zeigt ganz klar: Fleisch ist ein wichtiger und integraler Bestandteil unserer Ernährung. Wenn du Fleisch auslässt, kann es zu paradoxen Kompensationshandlungen kommen. Der Mensch war und ist von jeher ein Fleischesser – warum also darauf verzichten? Zumal die Ersatzprodukte häufig geschmacklich sehr fad sind oder sogar einen spezifischen Eigengeschmack haben, den nicht jeder mag. Nur mit reichlich Aromen und Verarbeitungsprozessen (z.b. Räuchern) kann man in die eigentlich geschmackslosen Grundsubstanzen einen Geschmack hineinbekommen. Kein Wunder, so wird Tofu z.B. gewonnen, in dem der Hersteller Sojabohnen einweicht und dann Gips hinzugebt. Dadurch fällt ein

---

[40] Von Hipsterknoten und Nussmilch-Cappuccino, Wirtschaftswoche, 31/2013, 29. Juli 2013, S. 92

Produkt aus, was wir Tofu nennen. Wie heißt es so schön bei Wikipedia „Da Tofu relativ geschmacksneutral ist, stellt er besondere Anforderungen an die Weiterverarbeitung..."[41] In der Tat! Die ist dann in der traditionellen Küche Asiens häufig das Frittieren. Dadurch wird der eigentlich kalorienarme Tofu (80 kcal/100g) sehr kalorienreich, weil er viel Fett aus dem Ölbad aufnimmt. Zusätzlich sind die verwendeten Frittierfette meist von eher geringerer Qualität und enthalten schädliche Fettsäuren. Auffallend ist auch, dass in Deutschland Tofuprodukte v.a. als Schnitzel, Bouletten oder Nuggets verkauft werden. Sie sollen also als „Ersatzfleisch" daherkommen. Da finde ich es sympathischer gleich das schmackhaftere Original zu erwerben.

Andere Fleischersatzartikel dieser Art wie Quorn werden aus Getreidefasern gewonnen, die eingeweicht und dann in schnitzelähnliche Form gebracht werden. Oder Valess – laut Eigenwerbung „Ein Gedicht aus Milch". Die Herstellung hört sich gar nicht so romantisch an. Hier werden Proteine aus der Milch gewonnen und mit Pflanzenfasern gemischt. Der so entstandene Teig wird ausgerollt und die Schnitzel ausgestochen – wie beim Keksebacken. Prozesstechnisch sehr interessant, beim Geschmack hapert es jedoch häufig. Kalorien enthalten diese Produkte ebenfalls mehr als hochwertiges Fleisch: so z.B. Valess mit 190 kcal/100g vs. 100 kcal/100g bei Hähnchenbrustfilet.

Milchprodukte sollten täglich 3x auf dem Speiseplan stehen. Sie liefern uns neben Eiweiß und den Vitaminen D, A, E B1, B2, Niacin, B6, B12 und C v.a. wertvolles Calcium, das elementar für unsere Knochen und die Zähne ist. Die Auswahl an Milchprodukten ist riesig. Achte hier auch auf den Fettgehalt. Gerade süße Desserts können hohe Anteile an Fett und Zucker aufweisen. Besser sind fettarme Jo-

---

[41] https://de.wikipedia.org/wiki/Tofu

ghurts. Oder aber du kaufst Naturjoghurt und kombinierst diesen selber mit Marmelade. Dann kannst du dir deine eigene Geschmackskomposition mischen.

9. Wertvolle Kohlenhydrate mit Zusatznutzen

- Produkte aus weißem Mehl sowie heller Reis sind leere Kohlenhydrate
- Besser sind Produkte aus Vollkornmehl oder Kartoffeln

Kohlenhydrate sind die Sattmacher und Energiespender. Der Begriff „Sättigungsbeilage" ist bekannt, gibt aber einen vollkommen falschen Eindruck. Denn sie sind keine Beilage, sondern ein wesentlicher Bestandteil der Mahlzeit. Brot, Nudeln, Reis, Getreideflocken – am besten aus Vollkorn – sowie auch Kartoffeln sind gut. Sie enthalten nur sehr wenig bis gar kein Fett. Jedoch viele Vitamine, Mineralstoffe und Ballaststoffe. Durch den hohen Kohlenhydratgehalt machen sie schön satt.
Produkte aus weißem Mehl (wie z.b. Brötchen, Nudeln) oder aber heller Reis sind allerdings sogenannte leere Kohlenhydrate. Hier wurde die äußere Schale entfernt und damit die darin enthaltenen wertvollen Inhaltsstoffe (mehr dazu im Kapitel 8 Basiswissen). Sie liefern also nur noch die Energie – und nicht mehr.

Brot: Jeder Deutsche isst 85kg pro Kopf und Jahr. Dabei hat er die Auswahl aus über 300 Sorten. Brot ist eines unserer Hauptnahrungsmittel. Das hat seinen Grund: neben reichlich Kohlenhydraten und Eiweißen enthält Brot wenig Fett. Dafür aber viele Mineralstoffe (Kalium, Magnesium, Eisen, Mangan) sowie B-Vitamine und Ballaststoffe. Diese ausgewogene Nährstoffzusammensetzung kann nach Ansicht von Ernährungswissenschaftlern sogar Übergewicht vorbeugen. Am besten sind Roggenvollkornbrote, da sie einen hohen Ballaststoffgehalt ausweisen. Zudem sind in den Vollkornbroten mehr Mineralstoffe enthalten, da sie sich v.a. in den Randschichten des Korns befinden, die für helles Mehl entfernt wird. Bei diesen Vollkornprodukten ist weiterhin der Anstieg des Blutzuckerspiegels nach dem Verzehr langsamer und stetiger. Wenn du hingegen Weißbrot isst, schnellt der Blutzuckerspiegel schnell nach oben. Und fällt genauso rasant wieder ab. Die Folge: du hast wieder Hunger. Zugleich ist dieses Auf und Ab ein Stress für unseren Körper, da er viel Insulin ausschütten muss. Dies kann irgendwann eine Überbelastung der Bauchspeicheldrüse erzeugen – Diabetes ist die Folge.

Natürlich musst du jetzt nicht nur Roggenvollkornbrot essen. Vielfalt ist auch hier die richtige Antwort. Du solltest aus den 300 Brotsorten die herausfinden, die dir am besten schmecken. Aber dabei auf Vollkornprodukte und Abwechslung achten. Begriffe wie „Mehrkorn" sind dabei im übrigen fehlleitend. Das bedeutet lediglich, dass mehrere verschiedene Körner und/oder Saaten verarbeitet wurden (z.b. Roggen, Weizen). Das meint jedoch nicht, dass diese als Vollkornprodukte eingesetzt wurden. Im Endeffekt solltest du deine Brotauswahl auch im Kontext mit deinem restlichen Ernährungsverhalten sehen. Wenn du zum Abendessen stets viel Gemüse isst, dann nimmst du genug Ballaststoffe auf und kannst dann auch beim Brot gerne andere Varianten nehmen. Der Kaloriengehalt von Brot variiert übrigens je nach verwendeten Zutaten. Je mehr Körner (Sonnenblumenkerne, Kürbiskerne etc.) oder auch Saaten (Mohn, Leinsamen etc.) im Teig verbacken bzw. aufgestreut wurden, desto kalorienreicher ist das Brot. Denn die Kerne und Saaten enthalten pflanzliches Öl. Gleichzeitig hängt der Energiewert von der Feuchtigkeit der Backware ab. Ein eher schwereres Roggenbrot mit einer hohen Restfeuchte liegt bei ca. 200 kcal/100g. Wenn du trockene Backwaren isst, dann enthalten die weniger Wasser, dafür mehr Mehl und der Kaloriengehalt kann auf bis zu 300 kcal/100g steigen.

Nudeln: Dieses beliebte Nahrungsmittel wird aus Grieß und ggf. Ei hergestellt. Den Grieß kennen viele von uns aus dem Grießbrei – hier spürst du beim Essen seine charakteristische Konsistenz, die etwas größer und gröber ist und auf der Zunge reibt. Aus dem identischen Material werden auch Nudeln hergestellt. Allerdings wird hier kein Weichweizen verwendet, sondern Hartweizen. In Italien schwört man auf puristische 100% Hartweizen, in Deutschland wird häufig noch Ei zugegeben, um Eiernudeln zu erzeugen. Diese haben dann häufig einen etwas feineren Geschmack. Allen Nudeln gemeinsam ist, dass wieder nicht das volle Korn, sondern nur der von den äußeren Schichten befreite Kern verwendet wird. Lediglich bei Vollkornnudeln erhältst du alle Nährstoffe aus dem gesamten Korn.

Da Nudeln im getrockneten Rohzustand nur aus dem Grieß und ggf. Ei bestehen, enthalten sie 400kcal/100g. Wenn du sie kochst, dann saugen Sie viel Wasser auf, so dass der Kaloriengehalt ungefähr auf 100 kcal/100g absinkt. Nudeln an sich sind also gar nicht so energiereich – häufig ist es die Sauce, die das Gericht dann stark im Kalorienwert steigen lässt.

Reis ist für mehr als die Hälfte der Weltbevölkerung das Hauptnahrungsmittel. In einzelnen Ländern Asiens stellt Reis bis zu 80% der gesamten Nahrung.

Der bei uns angebotene weiße Reis ist wie das helle Mehl von seinen äußeren Schichten – und damit den wertvollen Inhaltsstoffen befreit. Er enthält 85% weniger Vitamin B1 und 66% weniger Vitamin B2 als Vollkornreis!

Nach der Ernte werden in einer Reismühle die äußeren ungenießbaren Spelzen entfernt (20% des Reises). Es verbleibt die eigentliche Reisfrucht, die aus Mehlkörper, Keimling und umgebendem Silberhäutchen besteht. Dieser Reis wird **geschälter Reis oder auch Naturreis** genannt. Im nächsten Schritt werden Silberhäutchen und Keimling durch Schleifen entfernt und der **geschliffene oder weiße Reis** entsteht. Er ist wesentlich haltbarer als der fetthaltigere ungeschälte Reis, hat aber den größten Teil der Mineralstoffe und Vitamine verloren. Dieser Reis ist nach dem Schleifen rau und gibt leicht Stärke in das Kochwasser ab. Damit kocht er sehr klebrig und ist ideal für die asiatische Küche. Hier wird gerne dieser sehr klebrige Reis verwendet, da er auch mit Stäbchen gut gegessen werden kann. Für andere Anwendungen – wie in Deutschland – wird der Reis noch einmal poliert, damit er eine glatte Oberfläche hat.

Das Problem des hohen Verlustes an Mineralstoffen und Vitaminen lässt sich mit Parboiled Reis umgehen. Hier wird der Rohreis in Wasser eingeweicht und dann mit Heißdampf behandelt. Dies sorgt dafür, dass die wertvollen Inhaltsstoffe aus der äußeren Schale nach innen in den Mehlkörper diffundieren. Erst danach wird der Reis geschält und poliert. Durch dieses Parboiled = Partially boiled (teilweise gekocht)-Verfahren **bleiben ca. 80% der Vitamine und Mineralstoffe erhalten. Es empfiehlt sich daher eindeutig den Parboiled Reis zu verwenden.**

Getreideflocken bzw. Cerealien werden v.a. zum Frühstück gegessen. Der Name leitet sich von dem lateinischen Wort für Getreide ab, so ist Ceres die römische Göttin des Ackerbaus. Diese Produkte werden mit Milch, Wasser oder Fruchtsaft aufgegossen und ergeben dann eine Art Brei. Traditionell waren dies Haferflocken und Müsli oder auch Maisflocken (englisch: Cornflakes) – heute gibt es eine Vielzahl von verarbeiteten Produkten.

Für die Verarbeitung zu reinen Flocken (wie z.B. Haferflocken) werden die vollen (für Vollkorn) bzw. entspelzten Getreidekörner kurz gedämpft und dann zwischen Walzen zu Flocken gepresst. Danach erfolgt eine Hitzebehandlung zur Haltbarmachung, die viele Vitamine und Mineralstoffe zerstört. Das ist noch die schonendste Herstellungsmethode.

Ansonsten werden die Frühstückscerealien vor allem extrudiert und gepufft. Beim Extruder-Verfahren wird grobes Getreidemehl (Grieß) mit Wasser in einer Art Fleischwolf aufgekocht. Unter Druck wird der Teig durch eine Verdichtungsschnecke (Extruder) gepresst und durch Matritzen (=Formscheibe) gedrückt. So können unterschiedliche Formen erzeugt werden. Beim Austritt aus dem Extruder verdampft das enthaltene Wasser und die geformten Stücke verfestigen sich. Danach werden sie gebacken und mit Zutaten wie z.b. Zucker oder Nüssen überzogen. Ein Überzug mit Zucker wird übrigens fast immer vorgenommen, denn dadurch weichen die Produkte in Milch nicht so schnell durch und bleiben knuspriger. Auf diese Weise lassen sich – je nach verwendeter Matritze – unterschiedliche Produkte wie Cornflakes, Getreideringe (z.b. Froot Loops) oder auch Kissen erzeugen.

Beim Verpuffen hingegen entstehen aufgeblähte knusprige Bälle. Hier werden ganze Getreidekörner in eine „Puffkanone" gefüllt. In einem Behälter werden sie heißem Dampf (ca. 250-300 Grad Celsius) sowie hohem Druck (15 bis 35 bar) ausgesetzt. Durch schlagartigen Druckabfall verdampft das im Korn enthaltene Wasser explosionsartig. Die Körner blähen sich bis auf ihre 10-fache Größe auf. Danach werden sie gebacken und zum Beispiel mit Zucker überzogen. Typische Produkte sind hier Reiskrispies (z.b. Choco Krispies) oder auch Produkte aus Weizen (z.b. Smacks).

Es ist klar, dass bei diesen industriellen Verarbeitungsmethoden vom ursprünglichen Getreide und seinem Nährwert nicht mehr viel übrig bleibt. Daher werden vielfach reihenweise Vitamine und Mineralien zugesetzt, um das zu kompensieren.

Beim **Müsli** hingegen ist so etwas nicht erforderlich, denn es ist meist naturbelassen. Erfunden wurde das Müsli um 1900 durch den Schweizer Arzt Maximilian Oskar Bircher-Brenner – übrigens als leicht verdauliches Abendessen. Sein **Bircher-Müesli** bestand aus Haferflocken, Äpfeln, Nüssen, Zitronensaft und gezuckerter Kondensmilch. Die wichtigste Zutat waren ihm die mit Schale und Kerngehäuse frisch geriebenen Äpfel, nicht etwa die Getreideflocken. Kondensmilch verwendete er, weil hygienisch einwandfreie Frischmilch zu dieser Zeit noch nicht weit verbreitet war. Heute verzehrt jeder 4. Deutsche ein Müsli zum Frühstück. Doch die dafür verwendeten Müslimischungen haben mit dem Urprodukt sehr wenig zu tun. Sie kombinieren meist Frühstücksflocken, Getreide, Rosinen, Trockenobst und Nüsse. Und so entstehen die sogenannten „**Klassischen Müslis**" wie **Früchte-, Nuss- und Schokomüsli.** Hier ist die Basis häufig Getreideflocken aus Hafer, Weizen, Gerste und Roggen. Darüber hinaus Trockenfrüchte wie Rosinen und Äpfel aber auch Ölsaaten wie Nüsse und Leinsamen. Zusätzlich können auch gepuffte oder extrudierte Getreideprodukte verwendet werden. Beim Früchtemüsli liegt der Schwerpunkt auf Trockenfrüchten wie z.B. Beeren oder exotische Früchte. Bei den Nussmüslis kommen Hasel- oder Walnüsse sowie Cashewkerne zum Einsatz.

Neueste Variante sind die Knuspermüslis. Diese haben eine ganz andere Konsistenz als die traditionellen Müslis und bestehen zum Großteil aus brockenartigen Knusperelementen. Hierzu werden Getreideflocken mit Zucker, Mehl und weiteren Zutaten gemischt und dann gebacken – der Zucker sorgt für den Knack-Effekt. Und je süßer, desto knuspriger

– also werden rund 30% Zucker eingesetzt, um den schönen Effekt zu erzielen. Diese keksgroßen Brocken aus mehligem Bröselbrei sind eigentlich kein Müsli mehr und mit 500 kcal/100g auch wahre Kalorienbomben mit dem Nährwert von Schokolade.

Natürlich macht ein Müsli mehr satt als Schokolade. Doch die Kalorienzahl wird beim Müsli oft unterschätzt. Auch klassische Mischungen haben rund 450 kcal je 100g. Eine gute Trockenmischung zeichnet sich daher durch folgende Komponenten aus.

- Kein Zusatz von Zucker
- Hoher Fruchtanteil: die Früchte enthalten zwar auch ihren eigenen Fruchtzucker, doch dieser wird nach dem Verzehr nur langsam freigesetzt – macht damit länger satt
- Kurze Zutatenliste: keine Zusatzstoffe (künstliche Vitamine, Aroma, Färbemittel, Backtriebmittel etc.)
- Getreidekörner, Flocken, Nüsse etc. lassen sich sehen: In einer transparenten Folienverpackung kannst du die einzelnen Zutaten erkennen und sie haben Ähnlichkeit mit dem Original, sind keine verarbeiteten Industrieprodukte.

Zusätzlich solltest du für ein gutes Endprodukt lieber weniger von der Trockenmischung und mehr frische Früchte, fettarmen Joghurt oder fettarme Milch verwenden. Mit einem hohen Fruchtanteil kommst du auch wieder näher an die Ur-Rezeptur von Dr. Bircher. Allerdings können wir heute viel mehr saisonal frisch abwechseln als es damals möglich war. Somit kann das Müsli ständig sein Gesicht wandeln.

Kartoffeln sind ein tolles und gesundes Nahrungsmittel. Völlig zu Unrecht waren sie mal als Dickmacher verschrien.

Sie sind eine sehr gute Quelle für Kohlenhydrate (15%), Ballaststoffe (2,1%) und viele Vitamine (B1, B2, C) und Nährstoffe (Kalium, Magnesium, Eisen, Phosphor) – bei nur 70kcal/100g.

Wie bei vielen Nahrungsmitteln sind auch hier direkt unter der Schale besonders viele Nährstoffe konzentriert. Daher solltest du am besten die Kartoffeln mit Schale kochen, um ein Auswaschen zu verhindern. Erst nach dem Kochen dann die Kartoffeln pellen oder noch besser die Schale mitessen. Wichtig hierbei ist die grünen Stellen großzügig zu entfernen. Diese enthalten Solanin, das Gift der Nachtschattengewächse, das für Menschen schädlich sein kann.

Als gekochte Kartoffeln kannst du diese nun wunderbar z.b. mit Ketchup, Kräuterquark oder einer Senfsauce essen. Heute werden Kartoffeln häufig als weiterverarbeitete Produkte wie Kartoffelpüree, Bratkartoffeln, Kartoffelgratin oder Pommes frites gegessen. Der Ernährungswert wird daher entscheidend dadurch bestimmt, wie die Kartoffel bearbeitet wurde und was hinzugefügt worden ist.

Beim **Kartoffelbrei/-pürree** werden die Kartoffeln mit Milch und Butter zu einer breiartigen Masse verarbeitet. Hier hängt es ja nach individuellem Rezept davon ab wie kalorienhaltig das Endprodukt wird. Wird fettarme Milch und wenig Butter verwendet, so bleibt es kalorienarm. Wird hingegen Vollmilch, vielleicht sogar Sahne und viel Butter verwendet, so wird Kartoffelbrei schnell ein kalorienreiches Gericht. Bei einem Standardrezept im Dr. Oetker Kochbuch werden 1kg Kartoffeln (700 kcal) mit 75g Butter (500 kcal) und 250ml Milch (165 kcal) kombiniert – damit hat sich der ursprüngliche Energiewert verdoppelt. Hinzugekommen ist ernährungsphysiologisch vor allem unnützes Fett.

Bratkartoffeln: auch hier ist entscheidend wie die Kartoffeln individuell zubereitet werden. Ich erinnere mich an eine Kantine, in der die Bratkartoffeln sehr lecker waren, ich aber nach dem Mittagessen immer fürchterliches Aufstoßen hatte. Als ich dann eines Tages den 5-Liter-Ölkanister sah, der genutzt wurde, um das Öl in der Bratpfanne zu „dosieren" war mir die Ursache klar. Die Kartoffeln schwammen in dem heißen Öl, so dass es schon fast ein Frittieren war. Wenn Bratkartoffeln so angebraten werden, vielleicht noch kombiniert mit fettem durchwachsenem Speck – dann wird das ein sehr fettreiches und schwer verdauliches Gericht. Es geht auch mit deutlich weniger Fett und z.b. magerem Rohschinken – schmeckt genauso gut und ist viel bekömmlicher.

Kartoffelgratin: Wer kennt sie nicht, diese sahnigen Gratins, die uns häufig auf Buffets anlachen. Kartoffelscheiben geschichtet, von viel weißer Sauce mit häufig cremeartiger Konsistenz übergeben und ordentlich mit Käse überbacken. Sicherlich lecker, doch in Summe ein sehr fettiges Produkt. Viele Köche verwenden für die Sauce große Mengen von Sahne, die mit 300kcal/100ml – sehr schwer zu Buche schlägt. Der Käse ist mit 400kcal/100g dann immerhin noch lecker und sorgt für eine knusprige Kruste. Jedoch ist ein Kartoffelgratin eigentlich immer sehr kalorienhaltig.

Pommes frites werden v.a. durch das zweifache Frittieren in heißem Öl mit einem hohen Fettgehalt ausgestattet. Das erste Mal werden sie gleich in der Fabrik vorfrittiert und dann tiefgefroren. Das zweite Mal in der Imbissbude oder der Kantine erneut in einer Wanne voll heißem Öl zu Ende gekocht. Dadurch steigt der Fettgehalt auf 15% und der Kaloriengehalt auf 300 kcal/100g. Häufig werden sie dann noch mit viel Salz bestreut, so dass du die Tagesdosis an Salz und Fett schon mit einer großen Portion Pommes zu dir genommen hast.

10. Viel trinken – jedoch das Richtige!

- 2 Liter über den Tag verteilt trinken – das ist gut und lebensnotwendig für den Körper.
- Auswahl der richtigen Getränke ist entscheidend
- Trinken ist keine lästige Pflicht, sondern kann abwechslungsreich und lecker sein

Der menschliche Körper besteht zu 65% aus Wasser – das Gehirn sogar zu 80%. Diese Flüssigkeit gibt uns überhaupt die Struktur, die wir haben - ohne das Wasser würden wir regelrecht verschrumpeln. Das Wasser hat eine wesentliche Rolle als Transportmittel in Form von Blut. Zusätzlich reinigt und entsorgt es den Körper. Die Nieren schwemmen die Schmutzstoffe aus und über die Blase wird es entsorgt. Auch der gesamte Stoffwechsel funktioniert nur mit ausreichend Flüssigkeit. Und nicht zuletzt ist für uns Wasser ein bedeutendes Kühlmittel, denn durch das Schwitzen kann sich der Körper selber herunterkühlen.

An einem normalen Tag verliert unser Körper rund 2,5 Liter Wasser über Schwitzen, Atmen, Urin und Stuhl. Davon kompensieren wir ungefähr 1 Liter über feste Nahrung, die auch Flüssigkeit enthält. Der Rest muss dann durch Trinken aufgenommen werden.

Es gibt eine einfache Faustregel, ob du genug trinkst. Ist der Urin hellgelb, dann ist alles bestens. Ist er gelb-orange, so bekommt der Körper zu wenig Flüssigkeit – mehr trinken ist angesagt. Denn verschiedene Studien zeigen: wenn 1-2% deines Gewichtes an Wasser fehlen, ist die geistiges Leistungsfähigkeit beeinträchtigt.[42] Außerdem wird der Mund trocken und es treten häufig Kopfschmerzen auf. Wenn du sportlich aktiv bist, dann solltest du gerade im im Sommer

---

[42] Trinken und Denken, http://www.trinken-im-unterricht.de/richtig-trinken/trinken-und-denken.html

sogar noch deutlich mehr trinken. Verteile diese Flüssigkeitsmenge möglichst gleichmäßig über den Tag. So kommt es zu keiner Unterversorgung und dein Körper beschwert sich auch nicht mit gluckerndem Bauch, wenn du ihm plötzlich Unmengen von Flüssigkeit zuführst.

Bei der Auswahl der Getränke ist Vorsicht angesagt – hier lauern überall versteckte Kalorien. Mit der falschen Getränkeauswahl kannst du pro Tag leicht 700-800 kcal „trinkend" zu dir nehmen, ohne dass du es großartig merkst.

Wasser – die Präferenz Nr. 1: Leitungswasser wird in Deutschland gemäß der Trinkwasserverordnung sehr stark kontrolliert. Die Normen sind strenger als die für Mineralwasser, das in Flaschen im Supermarkt verkauft wird. Meine Empfehlung ist daher: trinke das Leitungswasser. Es ist auch viel günstiger und du sparst dir das Schleppen der Flaschen nach Hause sowie der Leergutflaschen zurück. Kaufe dir lieber eine schöne Trinkflasche, die du mehrfach wiederbefüllen kannst. Diese nimmst du dann stets mit, damit dein Getränk immer griffbereit ist.

Aromatisierte Wässer sind immer häufiger im Angebot. Sie heißen „Volvic Fresh & Juicy" oder „Aqua plus". Sie sehen klar aus und daher denkt man häufig, dass sie auch nur wenig bzw. gar keine Kalorien enthalten – denn es ist ja Wasser. Das Gegenteil ist der Fall. Häufig ist in diesen Getränken für die Spritzigkeit Zitrussaft enthalten, der nur durch Zuckerzugabe trinkbar gemacht werden kann. Und so hat Volvic Fresh & Juicy Zitrone 30 kcal/100ml – das entspricht fast dem Niveau eines richtigen Fruchtsaftes.

Fruchtsäfte gelten als gesund. Sie liefern in der Tat Vitamine und teilweise auch ein paar Ballaststoffe, wobei sich dafür die Originalfrüchte in der Regel besser eignen. Sie haben

einen hohen Energiegehalt von 40-60 kcal/100ml. Ein gro
ßes Glas Fruchtsaft hat daher schnell mal 200 kcal. Bei
Smoothies ist es noch extremer. Durch ihre dickflüssige
Konsistenz sind dies eher Fruchtbreie als Getränke, die du
zum Durstlöschen trinken solltest. Häufig basieren sie auf
Traubensaft oder Bananenmark. Das sind besonders kalorienreiche Früchte, die den Energiegehalt weiter nach oben
treiben auf rund 70kcal/100g. Und so hat ein Becher Mangorausch Smoothie bei Immergrün z.B. gleich 300kcal.[43]

Schorlen: mixe dir lieber selber eine Schorle im Verhältnis
1/3 guter Fruchtsaft zu 2/3 Wasser. Das schmeckt und
führt dir primär Flüssigkeit und nicht zuviel Fruchtsaft zu.
Vorsicht ist im Restaurant etc. geboten: Dort wird in eine
Schorle häufig viel Apfelsaft eingefüllt und nur wenig Wasser – dementsprechend ist der Kaloriengehalt häufig nahe
beim Level eines Fruchtsaftes. Auch der Kauf fertig gemixter Schorlen ist unnötig und teuer. Hier beträgt der
Fruchtanteil häufig 50% und mehr, teilweise werden auch
noch Zucker oder Süßstoffe zugesetzt. Deine eigene Schorle besteht aus dem guten und günstigen Leitungswasser
sowie von dir gewählten Säften – damit bist du sehr flexibel
aufgestellt. Bevorzuge die naturtrüben Säfte, denn die klaren
sind alle gefiltert – und zwar entweder mechanisch oder
auch chemisch. Zusätzlich ist der Polyphenolgehalt in naturtrüben Säften viel höher, da diese an die Trübstoffe gebunden sind. Die Polyphenole wirken antioxidativ in deinem
Körper, sie binden freie Radikale und können somit verschiedene Alterungsprozess in deinem Körper hemmen.

Limonaden sind eine Mischung aus Wasser, Zucker und
Aromen. Teilweise werden noch 3% Fruchtsaft zugesetzt.

---

[43] http://mein-immergruen.de/wp-
content/uploads/2012/10/Naehrwertliste_2012.pdf

Durch die hohe Zuckerzugabe schmecken sie schön süß, haben jedoch auch ca. 40kcal/100ml. Eine 1,5-Liter-Flasche Cola hat damit 600 kcal. Wissenschaftliche Studienergebnisse weisen immer stärker darauf hin, dass diese gezuckerten Limonaden ein Hauptgrund für Übergewicht sind. Denn: flüssiger Zucker sättigt nicht so gut wie Zucker in fester Form. Dein Körper bekommt also gar nicht mit wieviel Energie du ihm eigentlich zuführst.

Positives bringen Limonaden nur wenig mit, vielleicht ein paar Mineralstoffe, wenn sie aus gutem Mineralwasser gewonnen wurden. Light- oder Zero-Limonaden ohne Zucker, die nur mit Süßstoff gesüßt werden sind eine Alternative mit Tücken.

Light-Getränke: Trinke Light-Getränke nur in Maßen. Wenn du 1 Liter Cola light oder zuckerfreien Eistee trinkt, dann bleibt stets so ein komisches Gefühl der Leere. Irgend etwas fehlt und der Körper merkt das. Er spürt die Süße im Mund, doch es kommt im Magen nichts an. Und so trinkt man diese Light-Getränke in großen Mengen, in der Hoffnung das Gefühl zu kompensieren. Gleichzeitig wächst das Bedürfnis nach etwas „Wirklich Süßem" und damit das Risiko doch noch ein Stück Schokolade oder so hinterher zu essen. Also: wenn Lightgetränke, dann nur sehr begrenzt, also 1 Glas pro Tag.

Energy Drinks wie Red Bull oder auch **fertige Eistees** sind ähnlich wie Limonaden zu bewerten. Der Kaloriengehalt ist nahezu identisch.

Kaffeegetränke lassen sich in Heiß- und die immer populärer werdenden Kaltgetränke unterteilen.
Die Kaltgetränke sind eigentlich keine Kaffeeprodukte sondern Milchmischgetränke, daher werden sie auch häufig von Molkereien hergestellt. Kaloriengehalt um die 60 kcal/100g, das ist 1,5x so viel wie Cola.

Die **heißen Kaffeegetränke** beleuchte ich noch einmal intensiver im Kapitel 9 „Essen außer Haus". Beim selbst zubereiteten Kaffee gilt, dass die „schwarze" Variante komplett kalorienfrei ist. Wenn du anfängst Milch und Zucker zu addieren, wird es schnell ein kalorienreiches Getränk. Beobachte hier einmal dein persönliches Mischungsverhalten – wieviel ist Milch und wieviel ist Kaffee? Außerdem ist wichtig, was du in den Kaffee gibt – ist es fettarme Milch (45 kcal), Vollmilch (65 kcal) oder Kaffeesahne (100-150 kcal)? Abhängig davon ist der Kaloriengehalt von Kaffeegetränken extrem unterschiedlich. Am höchsten in der Skala stehen die Cappuccinos (180 kcal bei Starbucks)[44] sowie Latte Macchiatos (300kcal bei Starbucks), denn das sind im wesentlichen Milchmischgetränke – also Milch mit ein bisschen Kaffeezusatz. Und die eignen sich für Erwachsene nicht wirklich als Getränk, sondern dienen eher als eine eigenständige Mahlzeit. Getoppt wird es noch von den Varianten mit Schokolade und auch Sahne. So beglückt dich der White Chocolate Mocha von Starbucks in der großen Variante mit 619 kcal! Das ist mehr als eine Tafel Schokolade!

Wenn du also gerne Kaffee trinkst, dann dosiere die Zutaten dazu stets vorsichtig. Meine Erfahrung ist, dass Kaffee- bzw. Kondensmilch deutlich aromatischer ist als frische Milch. Vor Überdosierung schützt du dich, indem du z.B. mit einem Teelöffel die gewünschte Menge dosierst und nicht freihändig die Milch hineinschüttest. Und wenn du es sehr süß magst, so kannst du sparsam mit Süßstoff umgehen. Der hat zwar auch Nachteile – s. Punkt 11 „Künstliche Süßstoffe sparsam einsetzen" – bei reduziertem Einsatz ist das jedoch unkritisch.

---

[44] http://www.starbucks.de/menu-list/beverage-list

Teegetränke sind eine gute Alternative. Die Bandbreite ist sehr groß und es lohnt sich diese zu entdecken. Vom klassischen schwarzen Tee über vielfältige Kräuter- und Früchtetees bis zu Spezialitäten wie grüner Tee, Chai und Rooibos.

Teeblätter wachsen an Sträuchern. Redet man vom grünen Tee, so sind dies unfermentierte Teeblätter, die daher auch ihre grüne Farbe behalten haben. Der klassische schwarze Tee hat hingegen eine dunkle Farbe, die durch die Fermentation der Teeblätter direkt nach der Ernte entstanden ist.

Kräuter- und Früchtetees sind eigentlich gar keine Tees, da sie nicht aus den Blättern des Teestrauches bestehen. Sie gelten nach dem Lebensmittelrecht lediglich als „teeähnliche Erzeugnisse", bei denen aus frischen oder getrockneten Pflanzenteilen (z.b. Blätter wie Pfefferminzblätter) sowie Fruchtteilen (wie Hagebutten) ein Aufgussgetränk hergestellt wird. Die Pflanzen enthalten zahlreiche Inhaltsstoffe: ätherische Öle, die maßgeblich den Geschmack und Geruch bestimmen sowie Vitamine, Mineralstoffe, Spurenelemente und Polyphenole.

Rooibos wiederum ist eine Pflanze, die nur in Südafrika wächst. Hier werden die Zweige abgeschnitten, fein zerkleinert und fermentiert. Daraus kann dann ein koffeinfreies Heißgetränk hergestellt werden – übrigens das Nationalgetränk von Südafrika.

Bei der Zubereitung von Tee werden durch das heiße Wasser die Aroma- und Inhaltsstoffe aus den Teeblättern extrahiert. In dieser Basisform ist das Getränk quasi kalorienfrei. Nach eigenen Vorlieben kannst du es noch süßen (mit Honig, Zucker oder Süßstoff) bzw. mit Milch verfeinern. Da Tee nicht so bitter wie Kaffee ist, brauchst du deutlich weniger Süßungs- und Verfeinerungsmittel. Damit eignet sich Tee ideal als Durstlöscher sowohl in kalten als auch warmen

Jahreszeiten. Er bietet durch die große Sortenvielfalt eine sehr große Bandbreite, so dass dir nie langweilig werden wird. Wenn du in einem großen Supermarkt das Teeregal betrachtest, wirst du viele spannende Sorten entdecken. Zusätzlich gibt es immer mehr Trendartikel, die neue Getränketrends auch im Teebereich aufgreifen.

Vom **Trendgetränk Bubble Tea solltest du dich fernhalten**. Hier wird der Tee intensiv gesüßt, mit Fruchtaromen versehen und dann noch die Bubble-Kugeln zugesetzt. Die Stiftung Warentest hat bis zu 30 Stück Würfelzucker in einem Becher gefunden![45] Damit kann der Becher locker 500 kcal aufbieten. Auch die Bubble-Kügelchen bestehen zum Großteil aus Zucker. Entweder werden die von Natur aus geschmacksneutralen Stärkekügelchen in Zuckerlösung getaucht oder sie enthalten Zuckersirup als Füllung. Der Geschmack kommt lediglich aus Aromen, richtige Früchte werden äußerst selten verwendet. Dafür noch Konservierungsstoffe und Farbstoffe, um es schön bunt aussehen zu lassen.

Milch eignet sich als Getränke für Erwachsene nicht. Vollmilch hat 65 kcal/100ml und fettarme Milch auch noch 45 kcal/100ml. Natürlich enthält die Milch sehr viele wertvolle Inhaltsstoffe, doch sie ist bei dem Nährwert kein Getränk, sondern ein Nahrungsmittel. Nicht umsonst können kleine Kinder ganz alleine von Milch zu Beginn ihres Lebens leben und intensiv wachsen! Andere Milchprodukte wie Joghurtdrinks, Buttermilch, Kefir etc. versorgen deinen Körper mit wertvollen Nährstoffen aus der Milch. Um süß zu schmecken enthalten viele dieser Produkte reichlich Zucker. Bevorzuge daher natürliche Artikel wie Ayran, Kefir oder Buttermilch. Diese haben 30-60 kcal/100ml und eignen sich

---

[45] http://www.test.de/Bubble-Tea-Dickmacher-aus-Fernost-4406065-0/

damit nicht als unbegrenzter Durstlöscher. In Maßen genossen sind sie ein tolles Getränk, das erfrischt und v.a. viele Mineralien, Vitamine und auch – z.b. bei Kefir und Ayran – Joghurtkulturen mit sich bringt. Das ist gut für deine Verdauung. Dasselbe gilt prinzipiell auch für die Mini-Joghurtdrinks wie Actimel, Yakult & Co. Diese sind allerdings immer gezuckert und haben damit rd. 75 kcal/100ml. Ein kleines Fläschchen umfasst etwa so viel und ist schnell nebenbei getrunken.

Alkoholische Getränke sind ebenfalls nicht gerade Schlankmacher. 1 Gramm reiner Alkohol enthält 7 kcal. Also fast so viel wie Fett und doppelt so viel wie Kohlenhydrate bzw. Proteine. Und neben dem Alkohol sind meist noch andere Energieträger in den Getränken enthalten. Schauen wir uns mal ein paar Beispiele an (jeweils je 100ml).

- Bier: 40 kcal
- Weiß- und Rotwein: 75-85 kcal
- Champagner, Prosecco etc. 75-80 kcal
- Vodka: 225 kcal – hier führt der hohe Alkoholgehalt zum großen Kalorienwert
- Eierlikör 270 und Baileys 330 kcal – große Anteile an Sahne bzw. Ei treiben den Energiewert nach oben
- Cocktails: werden häufig mit Fruchtsäften oder auch Sahne/Kokos etc. gemixt. So kann ein Glas locker 250kcal haben.

Hinzu kommt, dass die meisten alkoholischen Getränke einen hohen Glykämischen Index (GI) haben. Je höher dieser Wert ist, desto schneller steigt und fällt der Blutzuckerspiegel nach dem Genuss. Und wenn der rasante Abfall kommt, entsteht Heißhunger. Häufig stehen dann nur salzige Snacks wie Chips parat – und die sind ein schlechtes Basis-Nahrungsmittel.

11. Künstliche Süßstoffe sparsam einsetzen

Eigentlich klingen künstliche Süßstoffe wie ein perfektes Produkt: sie machen ein Produkt sehr schön süß - und bringen gleichzeitig überhaupt keine Kalorien mit. Das Problem ist nur: dein Körper lässt sich nicht so einfach veralbern. Klar, zuerst spürst du die große Süße im Mund. Und trinkst bzw. isst sehr viel von den Light-Getränken bzw. –Produkten. Denn sie sind ja so kalorienarm, schmecken auch nicht so besonders toll – das versuchen viele durch eine höhere Aufnahmemenge zu kompensieren. Und irgendwie hast du stets das Gefühl z.B. bei einer Cola light weitertrinken zu müssen.

Der negative Nacheffekt kommt jedoch etwas später. Dein Körper hat die Süße im Mund gespürt und freut sich jetzt auf die Ankunft zahlreicher Zuckermoleküle in Magen und Darm. Zur Vorbereitung produziert er schon einmal Insulin, um den Zucker abzubauen. Doch, große Überraschung, da kommt ja gar nichts an Kohlenhydraten an! Nun ist dein Körper sauer und signalisiert dir: Hunger! Gleichzeitig steigt im Magen ein Gefühl der großen Leeren auf – kombiniert mit dem intensiven Verlangen sofort etwas Süßes zu sich zu nehmen. Und das ist ganz einfach erklärbar: Das Insulin soll den erwarteten Zucker jetzt abbauen. Da allerdings keiner da ist, sendet dein Körper dir Heißhunger als Warnung. Kohlenhydrate aus Zucker können vom Körper am schnellsten verwertet werden – also wünscht er sich nun das von dir. Und dabei kann er ziemlich penetrant werden. Es gibt Fälle, wo sich Menschen plötzlich auf gar nichts mehr konzentrieren können – nur noch der Gedanke an den sofortigen Verzehr einer Süßigkeit steht im Vordergrund.

Also: Süßstoffe machen deine Ernährung schön süß – bringen aber zur Gewichtsregulierung gar nichts. Der Körper lässt sich nicht veralbern. Du solltest sie daher nur in Maßen selektiv einsetzen.

12. Nichts ist verboten – aber in Maßen!

- Du kannst alles essen – aber nicht in unbeliebiger Menge!
- Somit vermeidest du Heißhunger auf „Verbotenes" und das Gefühl, dass dir etwas entgeht
- Kleinere Packungs- und Portionsgrößen helfen den richtigen Umgang zu trainieren

Verbote führen zu noch mehr Interesse. Daher ist es schädlich, wenn du dir selber Nahrungsmittel verbietest, die du eigentlich magst. Wichtig ist jedoch, dass du

- Herausfindest, ob du sie wirklich gerne isst und sie gut für dich sind
- Lernst das richtige Maß zu finden und rechtzeitig aufzuhören

Wir leben in einer paradiesischen Welt mit Überangebot. Und das wird sich auf Sicht auch nicht ändern – zum Glück, denn wir wollen ja in keiner Mangelgesellschaft leben. Daher ist es sinnvoll Zeit und Energie zu investieren, um den Umgang mit dem Schlaraffenland zu lernen.

Götz W. Werner, der Gründer der erfolgreichen DM-Drogeriemärkte hat es vor kurzem so formuliert:

„Es ist nicht die Frage, was ich mir verbiete, sondern, von was ich mich fernhalte. Dafür braucht man als Erwachsener kein Verbot. Als Erwachsener sieht man die Dinge aus Einsicht. Entweder man sieht etwas ein oder nicht. Wenn man sich etwas verbieten müsste, wäre das noch ein Rest Kindlichkeit."[46]

---

[46] alverde, August 2013, dm-drogerie markt GmbH + Co. KG, Karlsruhe, Jeden Tag die Welt bewusst ergreifen, Interview mit Götz W. Werner, Gründer von dm, S. 10

Als Ernährungs-Profi weißt du mehr über Lebensmittel und hast damit die erforderliche Basis für Durchblick und Einsicht. Du kannst beurteilen, was du isst und ob es gut für dich ist. Dein Geschmack entwickelt sich stetig weiter und du kannst zunehmend die feinen Unterschiede herausschmecken. Dann wirst du merken, dass du irgendwann manch ungesunde und geringwertige Nahrungsmittel gar nicht mehr essen kannst. Sie schmecken dir einfach nicht mehr. Insofern handelst du dann nicht aus einem Verbot heraus, sondern du agierst aus Einsicht. Es ist auch kein Verzicht. Nein, du hast verstanden, dass dieses Lebensmittel nicht gut für deinen Körper ist – und es schmeckt dir auch gar nicht mehr. Das ist perfekt!

Natürlich gibt es auch Lebensmittel aus der eher ungesunden Kategorie, auf die du nach wie vor Appetit hast. So esse ich z.b. sehr gerne weiße Schokolade, Nougat oder auch Kuchen. Hier geht es vor allem darum **das richtige Maß zu lernen und im Alltag umzusetzen.** Dieses Lernen einer neuen automatischen Verhaltensweise benötigt etwas Zeit bis es dir in Fleisch und Blut übergegangen ist. Doch dann wirst du dich automatisch so benehmen. Hierbei helfen v.a.

- kleinere Packungs- und Portionsgrößen
- die Fokussierung auf gute Qualität
- ein ausgefeilter Geschmack
- die Aussicht auf erneuten Genuss in einem überschaubaren Zeitabstand

Kleinere Packungs- und Portionsgrößen: Wie bereits oben beschrieben haben wir die Veranlagung alles aufzuessen. Dem können wir entgegen treten, wenn die Packungsgröße angepasst wird. Also salzige Knabbersnacks in Mehrschalenbehältern kaufen, die sich einzeln öffnen lassen und jeweils 30g beinhalten und nicht die Chipstüte mit 200g erwerben. Und Schokolade von sehr guter Qualität in 40g-Riegeln oder Minitafeln besorgen – statt der großen Tafeln von 100g oder sogar der Megatafeln mit 300g.

Fokussierung auf gute Qualität – ein ausgefeilter Geschmack: Die gute Qualität ist der zweite Faktor. Lieber gute Sachen in kleineren Mengen essen als schlechte Produkte in großen Mengen. Je mehr du Ernährungs-Profi wirst, desto besser und feinfühliger wird dein Geschmack. Und er wird damit auch bessere Produkte verlangen.

Aussicht auf erneuten Genuss in überschaubarem Zeitabstand ist ein sehr wichtiger Faktor, um das Maß einhalten zu können. Da Produkte wie z.b. Schokolade nicht verboten sind, darfst du sie jeden Tag essen. Du kannst sie meinetwegen auch 3x am Tag essen – dann jedoch nur in kleinen Mengen. Wenn du dir klar machst, dass jeder Verzehr ein kleiner Genuss ist, der in Summe das Erlebnis „Jetzt habe ich eine ganze Tafel gegessen" übersteigt, dann wird das Dosieren für dich viel einfacher.

13. Regelmäßig Sport treiben und sich viel bewegen

- Aufraffen ist schwer – aber es lohnt sich!
- Sport schafft einen wichtigen Ausgleich
- Sport verbindlich 2-3x pro Woche einplanen (Tag, Uhrzeit, Sportart)
- Meine Empfehlung: Jogging
- Jede Gelegenheit zur Bewegung nutzen

Aufraffen ist schwer, aber es lohnt sich
Ja, ich weiß, es ist schwer sich aufzuraffen. Wie in den einleitenden Kapiteln geschrieben haben 45% der Deutschen dieses Motivationsproblem. Vorteil ist jedoch, es ist kein

wirkliches Problem. Es fehlt dir zum Beispiel kein Bein oder du kannst dich gar nicht bewegen, weil du so ein Tollpatsch bist. Nein, es kommt einzig und allein auf deine eigene Motivationskraft an.

Ich kann nachvollziehen wie schwer es ist diesen Schritt zu gehen, denn ich war in der Schulzeit sehr sportlich. Während des Studiums hatte ich viele andere Dinge im Kopf und habe irgendwann aufgehört Sport zu treiben. Bei einem Praktikum in den USA machte ich dann die Erfahrung, dass ich plötzlich meine Hose nicht mehr schließen konnte –sie war zu eng geworden! Bei den großen Portionen und all dem ungesunden Essen hatte ich sehr schnell zugenommen. Außerdem saß ich den ganzen Tag lange Stunden im Büro und fuhr ansonsten nur mit dem Auto durch die Gegend. Fußgängerwege sind in vielen amerikanischen Städten eine Mangelware und es kann schon eine Herausforderung sein, zu Fuß überhaupt eine Straße überqueren zu können. Die vielen Bagels, die Cheesescakes mit Schokolade und Pecannnüssen und das asiatische Essen süß-sauer (anscheinend war hier das Hähnchenfleisch in einer Zuckerkruste mariniert) hatten ihre Spuren hinterlassen. Also dachte ich mir: Dann mache ich halt wieder Sport. Einfach gesagt, doch die Umsetzung in der Realität war gruselig. Die ersten Male beim Joggen um den Block dachte ich, dass ich direkt sterbe. Das Erlebnis war umso frustrierender für mich, als ich mich noch genau erinnern konnte, wie fit ich einmal war. Wie elegant und locker ich diese Distanzen bewältigt hatte, ohne dabei aus der Puste zu kommen und ohne dass mein Körper schmerzte. Da schwor ich mir: So etwas passiert mir nie wieder! Ich werde jetzt systematisch meine Fitness aufbauen und dann nie wieder aufhören. Solch ein Erlebnis brauche ich nicht noch einmal.

Dieses Erlebnis hat mir sehr viel Kraft gegeben und meine innere Motivation bestärkt. So schaffe ich es heute auch um

6 Uhr aufzustehen, um Joggen zu gehen. Im kalten Winter setze ich nicht aus sondern laufe auch bei eisigen Temperaturen - natürlich mit entsprechender warmer Bekleidung und Handschuhen. Dann spürst du die Kälte gar nicht und solch ein Winterlauf ist sehr erfrischend.

Sport schafft einen wichtigen Ausgleich
Seitdem ich wieder regelmäßig Sport treibe, geht es mir körperlich sowie seelisch viel besser. Ich bin auch deutlich ausgeglichener geworden. Wenn ich nicht mindestens 2x pro Woche Laufen gehe, merke ich wie meine Beine ganz unruhig werden. Unser beruflicher Alltag ist häufig voller Stress und wenig angenehmer Situationen. Vieles muss man in sich „hineinfressen" oder ertragen. Doch all das spielt sich nur auf der psychischen Ebene ab und belastet dadurch umso mehr. Eine körperliche Verarbeitung findet nicht statt – und damit auch keine physische Befreiung. Denn die körperliche Auseinandersetzung bei Problemen zwischen Erwachsenen ist zum Glück die Ausnahme und sollte auch nicht wieder forciert werden. Wir sind ja zivilisierte Menschen und diskutieren statt zu schlagen. Daher brauchen wir ein anderes Ventil, um die negativen Erlebnisse und Energien abzubauen – Sport ist dafür ideal. Der Körper belohnt uns mit der Ausschüttung von Endorphin. Das beschert uns Glücksgefühle und beruhigt gestresste Personen. Du fühlst dich also einfach besser und zufriedener nach körperlicher Aktivität. Zugleich hilft der Sport deinem Körper den Blutzuckerspiegel besser zu regulieren. Und nicht zuletzt: Sport sorgt für Appetit – und das Essen schmeckt viel besser, wenn du es dir „verdient" hast.

Sport verbindlich 2-3x pro Woche einplanen
Um sicherzustellen, dass du ausreichend Sport treibst, solltest du stets z.B. am Samstag eine Vorausplanung der nächsten Woche machen. Hier trägst du in deinen Kalender genau ein

- an welchem Tag
- um wieviel Uhr
- du welche Sportart machen wirst.

Dieser Kalender ist dann verbindlich für dich und so stellst du sicher, dass du 2-3x pro Woche sportlich aktiv bist. Und nicht am Ende der Woche plötzlich feststellst, dass du diese Woche gar keine Zeit hattest. Oder aber eine Ausrede sich an die andere reiht: Morgens ist es zu früh, abends bist du schon müde. Im Sommer ist es zu heiss, im Herbst zu regnerisch und im Winter zu kalt. Also verbindlich planen und dein eigenes Versprechen einhalten. Danach darfst du dich dann auch belohnen. Zum Beispiel mit einem schönen Entspannungsbad direkt nach dem Sport. Das tut Körper und Seele gut. Oder ein Ausflug in die Sauna.

Welchen Sport soll ich denn machen?

Das ist die Königsfrage. Hier solltest du zum einen auf Wissen aus deinem bisherigen Leben zurückgreifen. Hast du schon einmal Sport gemacht, zum Beispiel in deiner Kindheit oder der Schule? Welche Sportarten waren das und haben sie dir Spaß gemacht? Es ist deine ureigene Aufgabe herauszufinden, was dir am meisten liegt und Spaß macht. Am besten funktioniert dies durch Ausprobieren. Besuche Vereine und Sporttreffes und teste dich durch. Da ist für jeden etwas dabei!

Meine Empfehlung: Jogging

Besonders empfehlen kann ich das Joggen. Es ist relativ einfach zu erlernen und du kannst dich gut persönlich steigern (in dem du länger und schneller läufst). Zudem brauchst du wenig Ausrüstung, kein Team und kannst es nahezu überall durchführen. Ich weiß auch, dass es Menschen gibt, die Jogging hassen – insofern möchte ich nur die Vorteile aufzählen, aber niemanden dazu „bekehren".

111

Für das Jogging brauchst du vor allem vernünftige Schuhe. Nimm nicht deine ausgelatschten Turnschuhe, sondern kaufe dir richtige Laufschuhe. Am bestehen gehst du dafür in ein Fachgeschäft, in dem es auch ein Laufband gibt, damit dein Laufstil analysiert werden kann. Dann wird man dir dort einen Schuh empfehlen, der zu deinem Fuß passt. Da gibt es nämlich große Unterschiede. Die einen brauchen mehr Stabilität, damit sie nicht umknicken. Die anderen belasten den Fuß mehr innen als außen. Und damit du dir keinen Schaden an den Gelenken holst, ist ein guter Laufschuh elementar. Ich persönlich bin ein großer Fan von Asics-Laufschuhen. Es kann aber sein, dass der Verkäufer dir für deine persönliche Fußsituation eine andere Marke empfiehlt. Achte auf jeden Fall darauf, dass du Schuhe dir gefallen – denn du möchtest ja viel mit denen unterwegs sein. Anlegen solltest du dafür rund 100 EUR.

Ansonsten brauchst du nicht viel:

- Sportsocken: etwas gepolstert, hast du wahrscheinlich im Schrank
- Sporthose: je nach Saison kurz, Dreiviertel oder lang. Zu Beginn kannst du auf deinen Schrank zurückgreifen. Später wirst du dir wahrscheinlich richtige Joggingbekleidung kaufen, wenn du ein begeisterter Läufer geworden bist.
- Oberteil: je nach Saison ein atmungsaktives Funktions-T-Shirt bzw. eine Laufjacke. Diese Laufjacken schützen dich vor Wind und Wetter, gleichzeitig transportieren sie den Schweiß nach außen ab.
- Schirmmütze: Wenn die Sonne brennt oder es regnet, dann empfiehlt sich eine Schirmmütze.
- Winter: je nach persönlichem Kälteempfinden Handschuhe, Mütze und auch ein Halstuch, um den Hals vor Zugwind zu schützen. Wenn du beim Loslaufen ein leichtes Frösteln verspürst, bist du richtig angezogen.

Denn der Körper erwärmt sich beim Sport, so dass die Temperatur zunehmend angenehmer wird.
- Laufuhr (optional): diese Uhren messen v.a. den Puls und können bei technisch ausgereifteren Modellen auch noch die Wegstrecke mittels GPS verfolgen. Die Pulsfunktion ist hilfreich, um v.a. zu Beginn des Lauftrainings immer im „guten Bereich" zu bleiben. Warnsignale zeigen dir, wann du zu schnell unterwegs bist.

Jetzt kannst du schon loslaufen. Fang langsam an und steigere dich dann regelmäßig. Vergiss nicht, dass Joggen eine Sportart ist. Wenn du diese richtig betreiben möchtest, dann solltest du nach einem Verein, Lauftreff oder Trainer Ausschau halten, wo du das richtig lernen kannst. Die Hauptbewegung beim Laufen ist das richtige Aufsetzen und Abrollen der Füße. Manche Leute schlurfen regelrecht über den Weg oder hopsen in die Höhe. Dabei vergessen sie, dass es eigentlich eine Technik zur persönlichen Fortbewegung ist. Zugleich wird die Armbewegung häufig unterschätzt. Die Arme sollten locker neben deinem Oberkörper pendeln, Unterarm und Hände im 90°-Winkel nach vorne gerade ausgestreckt. In dieser Position machen die Arme stets die entgegengesetzte Bewegung zu deinen Füßen und stabilisieren so deinen Lauf: wenn dein linker Fuß also vorne ist, dann ist auch dein rechter Arme gerade vorne – und umgekehrt.

Wenn du nicht den Schritt in den Verein machen möchtest, so kaufe dir ein Buch, um dich über die Lauftechniken zu informieren und verfeinere dich selber. Oder beobachte beim Laufen im Park die anderen Läufer. Was sieht elegant und locker-leicht aus? Wer wirkt eher verkrampft? Schau dir von den positiven Beispielen ab, wie die ihren Körper halten sowie ihre Arme und Beine bewegen.

Lauf auf Asphalt oder in der Natur

Das naturnahe Laufen quer durch die Landschaft ist für deinen Körper besser als Asphalt und Beton. Durch den groben Untergrund und die Hindernisse wird neben körperlicher Ausdauer auch die Koordinationsfähigkeit trainiert. Der gesamte Körper muss stabilisiert werden und dafür werden mehr Muskelgruppen als beim Laufen auf der Straße beansprucht. Somit sind Schotter-, Wald- und Wiesenwege zu bevorzugen. Dafür bedarf es allerdings eines guten Schuhmaterials. Besonders eignen sich hier sogenannte Trail-Schuhe mit griffigem Profil und guter Dämpfung. Solltest du nicht in der Nähe eines Parks oder freier Natur wohnen, so kannst du natürlich auch auf Asphalt laufen. Versuche jedoch so häufig wie möglich auf natürlichen Untergründen zu laufen, um deinem Körper die Abwechslung zu verschaffen.

Jede Gelegenheit zur Bewegung nutzen
Neben den geplanten Sportaktivitäten solltest du jede Möglichkeit nutzen, um dich körperlich zu bewegen.
- Aufzüge stehen lassen und Treppen gehen
- Mal im Stehen arbeiten
- In Bus, U-Bahn etc. stets stehen und nicht sitzen, ggf. anlehnen im Eingangsbereich der Türen.
- Eine Station früher aussteigen. Durch die Straßen gehen und die anderen Menschen, Autos, Ereignisse etc. beobachten – es gibt viel zu sehen. Und nicht nur auf das eigene Telefon starren und herumtippen.
- Mit dem Fahrrad zur Arbeit fahren
- Zu Fuß einkaufen gehen (z.b. mit einem Einkaufstrolley)

Nach dem Sport schmeckt das Essen doppelt so gut – du isst mehr „vernünftige Sachen"

In Verbindung mit dem Essen hat der Sport noch drei weitere sehr positive Funktionen:

1. Nach Sport schmeckt das Essen mehr als doppelt so gut, denn du hast „richtig Hunger".
2. Durch mehr Muskeln erhöht sich dein Grundumsatz
3. Sport führt dazu, dass du mehr „vernünftige Sachen" isst

Zu 1: Nach Sport schmeckt Essen besonders gut. Nach der sportlichen Betätigung verspürst du häufig ein richtiges Hungergefühl, denn der Körper braucht jetzt wirklich Nahrungszufuhr. Und da schmeckt dann noch einmal so gut – diese Erfahrung wirst du sicherlich auch machen.

Allerdings solltest du den Kalorienverbrauch beim Sport nicht überschätzen. Die körperliche Aktivität stellt keinen Freibrief für unlimitiertes Essen aus. Das habe ich selber gespürt als meine Frau und ich mit dem Moutainbike eine Transalp gefahren sind – also die Alpen von Bayern bis zum Gardasee überquert haben. Die Tour war anstrengend und kräftezehrend – das Essen sehr lecker und reichhaltig. Wenn beim Abendessen das Höhenprofil des nächsten Tages aufgelegt wurde, dann habe ich häufig lieber noch etwas mehr gegessen, um ausreichend Energie zu tanken. Das Resultat: zwei Hosen passten nach der Tour nicht mehr.

Die einzelnen Sportarten sind unterschiedlich energieintensiv, anbei ein paar Beispiele für je 30min körperliche Aktivität und den entsprechenden Kalorienverbrauch:[47]

| Jogging (gemütlich) | 300 |
| Nordic Walking | 210 |

---

[47] Glückshormone gratis, Der Tagesspiegel, 1. September 2013, S. R4; Ernährung – Bewusst genießen und gesund bleiben, Dr. Gunda Backes, Techniker Krankenkasse, Hamburg, März 2013, S. 39

Bergwandern	210
Wandern	160
Spazierengehen	90
Radfahren (25km/h)	360
Radfahren (locker)	210
Mountainbiken	300
Fussball	280
Schwimmen (Kraul, Brust)	330
Skilanglauf (schnell)	330
Tennis	275
Inline-Skaten	250
Treppensteigen	240
Putzen/Hausarbeit	120

Zu 2: Durch mehr Muskeln erhöht sich dein Grundumsatz

Unsere Muskeln sind das Fundament für die Fitness, sie sorgen dafür, dass sich dein Körper überhaupt bewegen kann. Wenn du nun deinen Körper durch Sport reizt, dann fängt er an die Muskelmasse langsam zu erhöhen, um die gewünschte körperliche Aktivität besser ausführen zu können. Diese Muskeln verbrauchen nicht nur Energie, wenn sie benötigt werden, sondern auch wenn sie gerade nichts tun. Das ist wie ein Motor. Wenn du statt eines kleinvolumigen Golf einen großen Mercedes fährst, dann verbraucht der auch im Leerlauf mehr Benzin. Und der gleiche Effekt gilt für die Muskeln.

Zu 3: Du isst mehr vernünftige Sachen. Häufig habe ich die Erfahrung gemacht, dass mein Körper durch den Sport mehr Appetit auf gesundes Essen entwickelt hat. Ich habe mir das so erklärt, dass durch das Training ein höheres Bewusstsein für die wichtigen Inhaltsstoffe entwickelt wird.

Der Bedarf nicht nur an Energie aber auch an Vitaminen und Mineralstoffen steigt durch körperliche Aktivität. Also verlangt der Körper auch mehr davon. Dies beeinflusst das Essverhalten direkt. Daher esse ich nach dem Joggen auch mit großem Appetit viel Gemüse. Aber natürlich auch ausreichend Kohlenhydrate, um die Energiespeicher wieder aufzufüllen. Oder aber ich habe richtigen Eiweißhunger und esse dann ein schön gebratenes gutes Stück Fleisch. Das ist wichtig, denn nur so erhält der Körper gute Proteine, um die Muskeln zu erhalten und aufzubauen. Vertraue also der Sprache deines Körpers!

14. Sich ab und zu mal etwas gönnen

- Lebe dein Leben – erfreue dich an jedem Tag
- Gönne dir und deinem Körper etwas Gutes – nicht nur Essen

Lebe dein Leben – erfreue dich an jedem Tag

Der Sinn deines Lebens ist das Leben zu leben – denn wer weiß schon genau, was danach wirklich kommt? Wenn du dich zum Ernährungsprofi entwickelst, so wirst du auch mehr Freude am Leben – und am Essen – entwickeln. Du weißt deutlich mehr über dein Essen und hast damit einen Bezug zu deinen Nahrungsmitteln entwickelt. Du kaufst mit Sachverstand ein, kochst bewusst und isst voller Aufmerksamkeit ohne Ablenkungen. Du schmeckst und fühlst feiner – wirst ein Feinschmecker, der die Speisen gut beurteilen kann. Du behandelst deinen Körper gut – gibst ihm die Nährstoffe, die er braucht, um sich wohlzufühlen und gut zu funktionieren. Durch Bewegung schüttet dein Körper Glückshormone aus, die erneut deine Laune beflügeln.

Somit kannst du dich an jedem Tag deines Lebens mehr erfreuen und ihn bewusst genießen.

Gönne dir und deinem Körper etwas Gutes – nicht nur essen

Und wenn du dich so toll weiterentwickelst, dann darfst du dir auch ruhig gerne ab und zu mal etwas gönnen. Aber nicht nur Essen, denn die Bandbreite potenzieller kleiner Belohnungen ist viel, viel größer. Überlege am besten einmal, wonach du dich sehnst, was dir Freude bereitet, so z.b.

- Ein Bad in der Badewanne mit tollem Badezusatz
- Ein Ausflug in die Sauna
- Du cremst deinen Körper ein und erfährst ihn dabei noch einmal neu. Stellst fest, wie er sich veränder und zum Beispiel straffer und muskulöser wird. Hier gibt es auch für Männer inzwischen tolle Produkte (z.b. DM).
- Ein kleiner Ausflug in eine andere Stadt, die du immer schon einmal erkunden wolltest.
- Eine Wanderung mit deiner Frau
- Ein Besuch im Theater, im Konzert.....
- Was immer du magst!

6. Die Umsetzung: Los geht´s!

Jetzt wird es ernst. Du hast in diesem Buch bisher viel erfahren über Ernährung und Bewegung. Damit bist du ideal vorbereitet für den nächsten Schritt: Die Umsetzung! Du hast dich entschieden, dein persönliches Projekt anzugehen und dich zu ändern. Nun sollen die Vorsätze und Ideen auch Realität werden!

Dies umfasst folgende Schritte:

1. Stell dir deine Ziele konkret vor
2. Mache einen Vertrag mit dir selber
3. Übe das Einhalten von Versprechen an kleinen Beispielen
4. Schmeiß deine Waage in den Müll
5. Mache ein Nacktfoto von dir
6. Schreibe ein Ernährungstagebuch
7. Analysiere und bewerte dein Ernährungstagebuch
8. Üben, üben, üben
9. Feiere kleine Erfolge

Stell dir deine Ziele konkret vor
- Was ist dein Ziel?
- Was möchtest du erreichen?

Was ist dein Ziel, was möchtest du erreichen? Was erhoffst du dir? Stell es dir konkret in Bildern vor und versuche es bestmöglich mit Wörtern zu beschreiben und zu notieren, z.B.

- Ich bin sportlich und kann einen Halbmarathon laufen
- Ich bin schlank und attraktiv
- Ich fühle mich wohl in meinem Körper
- Ich bin körperlich und geistig leistungsfähig

- Ich schaffe es, in vernünftigen Mengen zu essen und habe keine ungezügelten Essattacken mehr

Danach leitest du von dem großen Ziel zunächst kleinere und kurzfristig erreichbare Zwischenziele ab. Was möchtest du in 4 Wochen können? Was willst du in den ersten Schritten erreichen? Diese konkreten Zwischenziele sind sehr wichtig, um dich mit kleinen Zwischenerfolgen bestätigen zu können und nicht auf der langen Etappe bis zum großen Ziel zu „verhungern". Stelle hierbei keine überzogenen Erwartungen an dich – fordere dich aber durchaus auch etwas heraus. So könntest du z.B. sagen: In 2 Monaten am 14. Mai 2014, möchte ich es schaffen 5km zu joggen. Ein Gewichtsverlust von 1-2kg im Monat ist optimal als Ziel.

Mache einen Vertrag mit dir selber!
- Überlege dir einen Projektnamen
- Der Projektname wird dich stets an dein Umsetzungsversprechen erinnern
- Schreibe den Vertrag auf
- Gib dir ein Versprechen

Ein Projektname für dein Umsetzungsvorhaben ist ganz wichtig. Er sollte passend und motivierend sein, gleichzeitig etwas Schönes für dich bedeuten – in der Wahl bist du ganz frei. Das kann zum Beispiel der Name eines besonders schönen Urlaubsortes sein (wie Rimini) oder der Name eines Stars, der dein Vorbild ist und den du verehrst (z.B. James Bond). Möglich ist auch der Name einer schönen Blumensorte oder eine Zahl, die dein Glücksbringer ist.

Dieser Projektname hat eine positive psychologische Bedeutung. In schlechten Zeiten sollst du dir den Namen selber sagen und dich damit an dein Versprechen erinnern. Der Projektname soll alle deine Ziele in einem Wort bündeln und dich somit an das erinnern, was du dir für deine Zukunft wünschst.

Nun machst du einen Vertrag mit dir selber – und zwar schriftlich. Hier notierst du
- Den Projektnamen
- Das Startdatum
- Die gewünschte Veränderung – kurzfristig, mittelfristig, langfristig
- Schreibe hier auch die konkreten Zwischenziele mit Datum und Inhalt auf
- Ggf. Belohnungen, die du dir selber für das Erreichen von Zwischenzielen gibst, z.b. ein kleiner Kurzurlaub
- Den Vertrag unterschreibst du mit deiner Unterschrift und gibst dir so selber ein festes Versprechen

Mein Vertrag

Trage hier handschriftlich deinen persönlichen Vertrag mit dir selbst ein. Stelle sicher, dass du alle Kriterien integriert hast, die oben beschrieben wurden

Übe das Einhalten von Versprechen an kleinen Beispielen

- Nimm dir kleine, einfach umzusetzende Aktionen vor
- Halte diese Versprechen ein und baue so Selbstvertrauen auf
- Ich vertraue mir selbst, ich bin gut!

Große Versprechen klingen manchmal weit und fern – der Weg dorthin ist so lang. Daher ist es wichtig mit kleinen Aktionen zwischendurch Selbstvertrauen aufzubauen.

Nimm dir also kleine, einfach umzusetzende Aktionen vor, z.b.

- Zum Frühstück werde ich 5 Tage lang einen Apfel essen
- Zum Abendessen esse ich die nächsten 3 Tage einen kleinen Naturjoghurt
- Am Samstag gehe ich zum Wochenmarkt und lasse mich inspirieren
- Diese Woche gehe ich 2x mind. 45 Minuten spazieren
- Ich werde in dieser Woche 2x für 30 Minuten Joggen gehen

Dokumentiere deine Versprechen auf einem Stück Papier, konkret mit Datum und Woche. Halte dort auch schriftlich fest, ob und wann du dein dir selber gegebenes Versprechen eingehalten hast.

Du hast es geschafft? Super! Das zeigt, wie stark du bist. Wenn du dir selber ein Versprechen gibst, so bist du bereit und fähig es einzuhalten! Du kannst dir also selber vertrauen – und das ist eine ganz wichtige Fähigkeit!

Ich nehme mir etwas vor – und halte mich auch daran!

Durch dieses Vertrauen in dich selber wächst deine Begeisterung, dich weiter zu entwickeln und noch mehr zu lernen.

Jeder Mensch kann so viel – und weiß es häufig gar nicht. Bei unserer Tochter Antonia konnte ich beobachten, wie stolz sie plötzlich war, als sie sich selber ein Brot mit Marmelade schmieren konnte. Eigentlich eine Kleinigkeit denkst du. Doch für sie war es eine neue Fertigkeit und sie waren sehr stolz darauf, dass sie diese jetzt erworben hatte. Diese und noch viel mehr Fertigkeiten hast auch du in deinem bisherigen Leben schon erworben. Manchmal war es mühsam und teilweise ging es auch einmal leichter. Inzwischen ist es dir in Fleisch und Blut übergegangen, du kannst es automatisch. Dieses Lernen stoppt nie – und nun ist es Zeit zum Ernährungs-Profi zu werden.

Schmeiß deine Waage in den Müll

* Dein persönliches Empfinden zählt
* Beobachte und fühle deinen Körper

Was sagt eine kg-Zahl schon aus? Sie ist eine Messeinheit, die darüber hinaus noch so leicht manipulierbar ist. Mal trinkst du vor dem Wiegen mehr und mal weniger – schon schwankt das Gewicht um 1-2kg.

Wichtig ist, wie du dich fühlst! Schmeiß deine Waage daher in den Müll und fange an dich selber zu beobachten und zu empfinden.

- Wie fühlt sich dein Bauch an? Deine Arme, deine Beine? Sind die straff oder labberig? Bist du zufrieden damit, wie sie aussehen?
- Was sind deine Lieblingsstellen an deinem Körper? Was gefällt dir nicht so gut? Beobachte dich selber im Spiegel und werde eins mit deinem Körper.
- Wie sitzt deine Lieblingshose? Wie fühlt sie sich am Bauch, am Po oder an den Oberschenkeln an? Kleidungsstücke sind mit ihrer Passform unbestechlich und signalisieren dir genau wie sich dein Körper verändert – viel, viel besser als eine simple Waage.
- Auch Gürtel zeigen dir klar auf welchem Weg du bist. Ist das Gurtloch immer noch dasselbe? Bist du schon wieder eins weiter gerutscht und trauerst am Gürtel noch dem letzten Loch nach? Oder ist es nun luftiger am Bauch geworden und du kannst den „Gürtel ein Loch enger schnallen"?

Wenn du einen Bezug zu deinem eigenen Körper entwickelst, dann wird es dir viel leichter fallen deinem Körper durch einen gesunden Lebensstil Gutes zu tun. Anstatt nur darauf zu achten, dass eine Kilogramm-Zahl sich nach unten entwickelt.

Solltest du es doch für erforderlich halten ab und zu einmal den aktuellen Kilogramm-Stand zu erfahren, so zelebriere das als ein Ereignis. Gehe zum Beispiel ins Schwimmbad oder die Sauna und wiege dich dort. So kannst du auch gleich zwei Aktivitäten miteinander verbinden.

Mache ein Nacktfoto von dir
Um den Startpunkt deiner Bemühungen zu dokumentieren machst du ein Nacktfoto frontal von dir. Entweder hilft dir ein Partner bzw. Freund. Ansonsten stellst du dich einfach vor einen Ganzkörperspiegel und fotografierst dich selber.

Dieses Nacktfoto kannst du später sehr gut verwenden, um deinen aktuellen Körper mit der Ausgangssituation – also bevor du Ernährungs-Profi geworden bist – zu vergleichen. Gerne kannst du im Rahmen deiner persönlichen Entwicklung in zeitlichen Abständen erneut Fotos von dir machen. So hast du hinterher eine schöne Dokumentation und kannst sehen, wie du dich verändert hast.

Schreibe ein Ernährungstagebuch
- Zunächst für eine Woche als Startpunkt
- Dann kontinuierlich, bis du dich sicher fühlst

Im Ernährungstagebuch schreibst du genau auf, was und wieviel du isst. Du brauchst nicht alles abwiegen, aber ein grobes Gefühl für die Mengen solltest du schon entwickeln.

Das Ernährungstagebuch kannst du in einem kleinen Notizheft führen – hier für jeden Tag eine Seite. Oder aber du hast ein Smartphone bzw. einen Computer. Dann kannst du z.b. in Outlook eine Notiz anlegen, in der du dein Tagebuch führst.

Die Kalendereinträge fangen morgens mit dem Frühstück an und enden unten mit der letzten Mahlzeit des Tages. Jede Mahlzeit beginnt hierbei mit einem neuen Spiegelstrich. Das sieht dann zum Beispiel so aus

Montag, 14. Februar 2014
- Apfel – Mehrkornbrötchen groß – Frischkäse – Gouda – Konfitüre Erdbeere
- 2 Werthers Echte – 3 Kekse
- Salat – Hähnchenschnitzel mittel-groß – Brokkoli-Blumenkohl-Gemüse – Sauce Hollandaise viel
- Etc.

Wichtig ist, dass du ehrlich bist und keine geschönten Protokolle schreibst! Auch alle Zwischenmahlzeiten sowie Bonbons, Kekse etc. sollten integriert werden.

Das Ernährungstagebuch für die erste Woche hebst du im Rahmen deines Umstellungsprojektes auf. Die später geführten Tagebücher kannst du dann jeweils nach der Woche vernichten, denn die Zeit ist vorbei. Du kannst nichts mehr beeinflussen also können sie getrost entsorgt werden. Fokussiere dich eher auf die Zukunft, die du selber gestalten kannst als dem Vergangenen nachzutrauern. Passiert ist passiert.

Wenn du magst, kannst du auch noch in Stichworten dein persönliches Wohlbefinden und sportliche Aktivitäten integrieren. So zum Beispiel
- Nach Frühstück sehr energetisch gefühlt
- Nach Mittagessen schlapp und voll
- Laufen 5km
- Radfahren zum Büro und zurück
- Etc.

Ein direkt einsetzbares Formularblatt findest du hinten im Kapitel 11.

Analysiere und bewerte dein Ernährungstagebuch
- Analysiere dein Essverhalten mit deinem neu erworbenen Ernährungswissen
- Mach dir keine Vorwürfe – bisher wusstest du nicht ausreichend Bescheid
- Lege konkrete Maßnahmen fest: Was entfällt? Was wird reduziert? Was wird neu aufgenommen?

Mach dir keine Vorwürfe, wenn du selbstkritisch deine aktuelle Ernährung betrachtest. Dein Wissen war bisher nicht ausreichend, um eine gesunde Ernährung sicherzustellen.

Das hat sich zum Glück nun geändert. Du bist informierter und kannst deine Nahrung beurteilen

Mit dem durch dieses Buch neu erworbenen Basiswissen über Ernährung machst du nun die ersten Schritte auf dem Weg zum Ernährungsprofi. Du beginnst damit, dass du dein eigenes Ernährungstagebuch genau analysierst. Markiere hier mit Farben, was dir auffällt:

- Rot: Dieses Nahrungsmittel sollte entfallen
- Gelb: Das sollte reduziert werden
- Grün: Ist gut und bleibt auf dem Speiseplan, wird ggf. noch ausgebaut
- Blau: Neu auf dem Speiseplan. Ergänze, was du neu aufnimmst und ab sofort zusätzlich essen möchtest.

Konkrete Maßnahmen festlegen – üben, üben, üben
Mit der oben beschriebenen „Korrektur" des Ernährungstagebuches hast du schon den ersten Ansatzpunkt für konkrete Maßnahmen. Die nicht so optimalen Lebensmittel der Kategorien rot und gelb kannst du mit Hilfe deines neuen Wissens jetzt gut identifizieren und dein Verhalten dementsprechend ausrichten. Das bedeutet zunächst einmal, dass du überhaupt weißt, was du da isst und dementsprechend bewusst deine Entscheidung für „Meiden" und „Reduzieren" treffen kannst.

Kreativer wird es bei Grün – den neu aufzunehmenden Lebensmitteln. Hier gibt es vor allem im folgenden Kapitel 8 zahlreiche Informationen zu Produkten, die wertvolle Inhaltsstoffe aufweisen, kalorienarm sind und so gut in deinen Speiseplan integriert werden können. Ansonsten gilt hier Üben, Üben, Üben – jeden Tag aufs Neue. Wichtig ist, dass du das Spektrum der Produkte, die du bisher gekauft hast, deutlich ausweitest – vor allem im Frischebereich bei Gemüse und Obst. Was dir hier am besten schmeckt und du sehr gut verträgst, das kannst nur du herausfinden. Es wird sich nicht von heute auf morgen alles verändern lassen. Zunächst kommt es vor allem auf deinen offenen und informierten Blick auf die Nahrungsmittel und dein Essen an. Dann kannst du Schritt für Schritt deine Ernährung verbessern – wichtig ist dabei, dass die Richtung stimmt und eine Fortbewegung ersichtlich ist.

Feiere kleine Erfolge
Da dieser Weg ein langer ist, sind auch kleine Feiern zwischendrin eine gute Motivationsunterstützung. Sei stolz auf dich, wenn du einen Zwischenschritt erreicht hast und feiere dich selber! Warte nicht nur auf das Erreichen des großen Endziels, sondern zelebriere auch gebührend die kleinen Versprechen, die du dir gegeben und eingehalten hast. Als Belohnung bieten sich viele verschiedene Dinge an:

- Kaufe dir ein neues Kleidungsstück, das toll passt
- Mache eine Städtereise
- Besuche ein Theater, ein Konzert oder gehe ins Kino
- Gönne dir eine Massage
- Was immer du magst!

7. Tipps für die kritischen Phasen – Rückschläge sind normal

Kleinere Rückschläge werden passieren
Es ist vollkommen normal, dass es auf dem Weg zu kleineren Rückschlägen kommt. Du bist schließlich ein Mensch und keine Maschine, auf der man einfach einen Schalter verdreht und automatisch ändert sich alles. Nein, zum Glück bist du ein Mensch, der denken, fühlen und entscheiden kann – eine eigene Meinung hat.

Häufig resultieren Rückschläge auch aus zu ehrgeizigen Zielen. Da hilft es die Zwischenziele vielleicht noch einmal zu redefinieren – das im Vertrag vereinbarte Endziel jedoch nicht aus den Augen zu lassen.

Auf jeden Fall solltest du nicht in die „Ganz-oder-gar-nicht-Falle" tappen und voreilig das gesamte Vorhaben absagen. So einfach geht es nun auch nicht. Die Dynamik kannst du gut wieder aufleben lassen.

Es ist ebenfalls ganz normal, dass aus deinen Einsichten nicht sofort vollkommen neues Verhalten resultiert. Die Hirnforscher haben dafür sogar eine Erklärung herausgefunden:[48] Unser Verhalten wird über Nervenbahnen gesteuert, die sich im Laufe des Lebens auf Basis von Erfahrungen bilden. Wenn die also merken, dass ein bestimmtes Verhalten hilft, um Probleme zu verarbeiten oder auch nur zu unterdrücken, dann wird die Nervenbahn ausgebreitet. Sollte der Erfahrungswert also sein: Bei Problemen esse ich Schokolade, dann wird durch das Essen von Schokolade zwar nicht das Problem gelöst, jedoch immerhin negative Gedanken an das Basisproblem unterdrückt. Keine wirkliche

---

[48] Gerald Hüther, Professor für Neurobiologie, Universität Göttingen, Alverde, 07/2013, DM, S. 63

Lösung, sondern eigentlich nur ein Übermalen des Problems. Doch es hilft zuerst einmal. Das nimmt der Körper positiv wahr und macht daher aus dünnen Nervenwegchen immer größere Straßen. Diese Straßen sind dann der Standardweg für deinen Körper, wenn ein bestimmtes Problem auftritt. Und von denen kannst du später gar nicht mehr so ohne weiteres abweichen. Um also alternative Lösungsansätze zu entwickeln und nicht einfach bei Problemen automatisch Schokolade zu essen bedarf es viel Training und Übung. Erst dann können die alternativen Wege – z.b. ich gehe eine Runde im Wald spazieren – aufgezeigt und ausprobiert werden. Wenn dann ein neues Lösungskonzept gefunden ist, dass dem Körper hilft, kann dieser kleine neue Weg sukzessive zu einer alternativen Großstraße ausgebaut werden. Diese wirst du dann in Zukunft auch automatisch befahren.

Frühzeitig stoppen
Wichtig ist auch, dass du dich selber bei Rückschlägen möglichst frühzeitig stoppst – denn es ist nie zu spät. Wenn du also zum Beispiel 2 Riegel Schokolade gegessen hast, dann hörst du auf! Du isst nicht die ganze Tafel, weil es ja angeblich eh egal ist. Nein, du hörst auf. Denn so hast du die realistische Chance im Rahmen von „Nichts ist verboten" dass du sehr bald wieder Schokolade essen kannst.

Heißhunger
Ich muss unbedingt etwas essen. Und zwar sofort. Der Gedanke an das Essen drängt sich in den Vordergrund und lähmt die Konzentrationsfähigkeit. Essen – das ist das einzige Thema, das der Kopf jetzt noch zulässt. Alle Gedanken kreisen beständig darum und es wird immer schlimmer...

Bei einigen Menschen tritt der Heißhunger bei Stress und negativen Emotionen auf. Der Körper suggeriert dir dann, dass du – wenn du jetzt nur endlich etwas essen würdest – wieder viel besser drauf bist und die Probleme gelöst sind.

Das Gegenteil ist der Fall. Halten wir uns einmal vor Auge, wie lange der Akt des Essens wirklich dauert. 10 Minuten? Oder vielleicht nur 5 Minuten? Oder 1 Minute? Wie lange dauert es, bis du einen Schokoriegel gegessen hast. Sind das 4 oder 5 Bissen? Dann dauert es maximal 1 Minute.

Und danach: Setzt sofort das schlechte Gewissen ein. Mensch, jetzt habe ich schon wieder nachgegeben. Den Schokoriegel einfach so weggeputzt. Dabei wollte ich das doch gar nicht. Moment mal: Eigentlich dachten wir doch, dass es uns besser geht, wenn wir etwas essen. Wir haben doch den Schokoriegel nur gefuttert, weil das Gehirn vermeldet hatte: Dann geht es dir besser. Nun stimmt das ja gar nicht! Wurde ich da etwa von meinem eigenen Körper veralbert? Anscheinend schon.

Nun überlegen wir einmal, wie lange wohl das schlechte Gewissen anhält. Dazu gibt es zwei grundsätzliche Vorgehensweisen:
1. Jetzt ist es eh egal. Ich esse halt weiter. Hunger habe ich zwar keinen, doch der Tag ist sowieso im Eimer.
2. Stopp. Ich höre hier auf.

Zur Variante 1 brauche ich gar nicht viel schreiben. Das Desaster nimmt seinen Lauf. Aber die Variante 2 ist auch interessant. Hier stoppe ich zwar mit dem Essen, doch das schlechte Gewissen bleibt – und zwar für längere Zeit. Das belastet mich. Je nach Gemütslage sogar ganz schön intensiv.

Nun setzen wir einmal die Zeitphasen von „Schokoriegel essen" und „Schlechtes Gewissen" ins Verhältnis. Die 1 Minute des Essens wird von unserem Kopf mit mehreren

Stunden schlechtem Gewissen „belohnt". Das ist ein ziemlich schlechter Deal! Also lieber so früh wie möglich stoppen!

Ich brauche etwas Süßes

Die Hauptmahlzeit ist vorbei und der Kopf meldet: Ich brauche dringend etwas Süßes. Die Zunge dürstet nach einem Stück Schokolade.... wer kennt das nicht.

Hier empfiehlt es sich, ein kleines bißchen nachzugeben. Du kannst es z.b. zunächst mit einem Apfel versuchen. Klappt nicht? Ok, dann nehmen wir richtige Süßigkeiten. Gut ist hier, ein Bonbon zu nehmen – z.b. ein Karamellbonbon. Oder aber du isst ein paar wenige kleine Gummibärchen. Meine Frau bevorzugt einen Espresso mit einem Stück Lindt-Schokolade. Alle drei Alternativen sind sehr süß – aber auch nur eine „kleine Sünde". Somit kannst du das süße Verlangen stillen und hast trotzdem nicht zuviele Kalorien zu dir genommen. Finde am besten für dich selber heraus, welche süßen Lebensmittel in diesen Situationen am besten passen. Das hängt ganz von deinem individuellen Geschmack ab. Damit sie verbindlich werden notierst du sie hier:

Meine Rettungs-Süßwaren sind:
1.
2.
3.

Es tut mir gut, wenn ich jetzt etwas besonders Süßes, Fettiges, Leckeres esse

Ja, da ist es. Das Gefühl, dass es dir angeblich besser geht, wenn du jetzt etwas ganz besonders Süßes oder Fettiges ist. Etwas, das einfach lecker und wahrscheinlich ziemlich ungesund ist.

Doch, warum eigentlich. Meist ist es eine Erinnerung an eine alte Begebenheit. Ein positives Gefühl, das wir mit einem bestimmten Nahrungsmittel verbinden. Doch hilft es dir wirklich, wenn du jetzt dieses Lebensmittel isst? Hat das Produkt so eine große Macht über dich, dass es deine ganze Stimmungslage verändern kann. Dich wie eine Droge in Trance versetzen kann? Ich glaube nicht, dass ein Schokoriegel oder eine knackige Wurst das kann. Auch hier gaukelt uns das Gehirn mal wieder etwas vor.

Viel besser ist es, die Emotionen zuzulassen. Vielleicht auch einmal in Erinnerung an eine besondere Situation mit entsprechenden Gefühlen zu seufzen oder auch zu weinen. Das ist erlaubt! Denn mit dem Essen schluckst du die Gefühle quasi herunter – und das hilft überhaupt nicht. Besser ist es sie umzulenken und auszuleben, bewusst durchzuleben. Dann geht es dir schon wieder viel besser.

Und auch hier gilt natürlich wie beim Heißhunger: Das zeitliche Verhältnis zwischen dem angeblichen Genuss, der so kurz andauert und den negativen Frustgefühlen danach steht in überhaupt keinem vernünftigen Verhältnis. Das lohnt sich wirklich nicht!

Glaube an deinen eigenen Erfolg
Ein wesentlicher Faktor für deinen Erfolg ist, dass du immer weiter an dich glaubst.

Ich glaube an meinen eigenen Erfolg und vertraue mir.

Du bist ein freier Mensch und kannst entscheiden doch kein Ernährungs-Profi zu werden

Und wenn es wirklich nicht klappt, dann kannst du selbstverständlich wieder zu deiner gewohnten Lebensweise zurückkehren. Du bist frei und es ist deine ganz eigene Entscheidung – niemand zwingt dich. Du solltest jedoch deinen Entschluss gut durchdenken und dir vollkommen klar sein über die Auswirkungen, die positiven und die negativen.

Denn, wenn du es nicht schaffst, dann bist du selbst auch dafür verantwortlich. Gib dann nicht anderen die Schuld.

8. Einkaufstipps – Wegweiser durch das Universum im Supermarkt

In diesem Kapitel möchte ich auf einige besonders empfehlenswerte Produkte hinweisen. Gleichzeitig enthält dieser Abschnitt zusätzliche Basisinformationen zu einzelnen Warengruppen (wie z.b. Käse). Dadurch erhältst du wertvolle Anleitungen welche Produktgruppen du eher meiden bzw. nur in geringen Massen essen solltest – und wo du gerne viel von verzehren kannst.

Die Wahl der richtigen Einkaufsstätte
Für den Basiseinkauf empfehle ich Discounter wie Aldi, Lidl, oder Netto. Diese sind besser als ihr Ruf und bieten eine gute Qualität, denn
- sie führen intensive und regelmäßige Kontrollen durch, was sie auf Grund ihrer Größe auch problemlos finanzieren können
- die Lieferanten können sich nicht leisten gegen die Regeln zu verstoßen, da das Risiko entdeckt zu werden hoch ist und die Auswirkungen auf den Lieferant katastrophal wären

Einziger Nachteil: reduzierte Auswahl und nicht die beste aller Qualitäten sondern nur guter Durchschnitt.

Daher solltest du die Einkäufe zusätzlich ausweiten auf
- SB-Warenhäuser wie real, Kaufland, Globus
- Wochenmärkte
- Ggf. Feinkostmärkte (z.b. Frischeparadies in Berlin)
- Asia-Supermärkte

In den SB-Warenhäusern findest du eine sehr breite und tiefe Auswahl. Hier kannst du gut Trocken- oder Tiefkühlprodukte auf Vorrat kaufen wie z.b. Gewürze.

Wochenmärkte hingegen sind auf Grund ihrer großen und farbenprächtigen Auswahl eine wahre Freude für das Auge.

136

Hier kannst du schon optisch schlemmen, wenn du die appetitlich drappierten Waren siehst. Und wenn du mit etwas Übung dann auch mehr Wert auf die Auswahl sowie die Herkunft der Waren legst, so bist du auf dem Wochenmarkt gut aufgehoben. Denn hier gibt es nicht nur die Standardware aus dem Supermarkt, sondern auch ausgefallenere Produkte. Bei den Tomaten ist das dann neben der Standardtomate auch einmal eine Coeur de boeuf-Tomate, die viel aromatischer ist. Oder Zucchini in gelb statt nur in grün. So etwas kann wirklich Spaß bereiten.

Feinkostsupermärkte: In Berlin gibt es diverse Feinkostsupermärkte wie Mitte & Meer, Frischeparadies oder auch das KaDeWe. Hier findest du kulinarische Spezialitäten aus aller Welt für jeden Geschmack. Das ist ein Eldorado für den Profi. Auf jeden Fall macht es Freude, das Angebot hier zu entdecken und neue Produkte auszuprobieren. Geh einfach mal hin und lass dich treiben!

Asia-Supermärkte: Wenn du in einen Asia-Supermarkt gehst, dann findest du hier zahlreiche spannende Produkte. Mit einigen wirst du gar nichts anfangen können, denn die Beschriftung ist nur in asiatischen Schriftzeichen und die deutsche Übersetzung hilft nicht wirklich weiter. Das ist wieder etwas für Super-Profis. Starten kannst du sehr gut in der Frische-Abteilung. Hier findest du v.a. Gemüsesorten, die in unserer klassischen Küche derzeit noch wenig vertreten sind. Das Obstsortiment unserer Supermärkte wird bereits durch zahlreiche Exoten bereichert. Bei Gemüse hat sich das leider noch nicht durchgesetzt. Und so findest du im Asia-Supermarkt Wasserkastanien, Pak Choi, Bambus, Mungobohnensprossen und viele weitere Köstlichkeiten. Den Großteil davon kannst du einfach in deine Gemüsegerichte integrieren und musst dir keine großen Gedanken machen. Geschmacklich werden sie auf jeden Fall tolle Bereicherungen liefern.

Grundprinzipien des Einkaufs
- Kaufe lieber geschmackvolle Originale statt günstiger Nachahmer: Also z.b. Mozzarella aus Büffelmilch statt aus Kuhmilch. Oder Feta aus Schaf- und Ziegenmilch statt aus Kuhmilch.
- Light-Produkte meiden: Häufig sind diese eher fad und lasch im Geschmack. Zusätzlich denken sich viele „Ah, das ist ja light – da kann ich ruhig mehr nehmen". Und so nimmst du im Endeffekt mehr Kalorien zu dir als mit dem Originalprodukt. Und geschmeckt hat es nicht wirklich.
- Kleinere Packungsgrößen: wie oben bereits erläutert neigen wir dazu, Verpackungen komplett aufzuessen – greife also lieber zu kleineren Packungen bzw. fülle diese um

Muss es Bio sein?

Die Stiftung Warentest hat über 50 ihrer eigenen Tests mit Bioprodukten der letzten Jahre noch einmal ausgewertet.[49] Im Kriterium Geschmack schnitten Bio-Lebensmittel hier schwächer ab. So waren 60% der konventionellen Produkte Gut oder Sehr gut, jedoch nur 55% der Bio-Artikel. Die Note Mangelhaft wurde an 10% der Biolebensmittel, aber nur an 6% der konventionellen vergeben. Die gesundheitsfördernde Wirkung ist bisher nicht nachgewiesen – also eine Glaubensfrage. Zusätzlich gibt es enorme Preisunterschiede. Im Regelfall sind die Produkte 30-50% teurer, bei Fleisch und Fisch sogar 3-4x so teuer wie herkömmlich.

Wir haben selber in der Familie einige Produkte getestet. Hierzu haben wir Blindverkostungen durchgeführt. Um

---

[49] Tv14, Nr. 16, 27. Juli bis 9. August 2013, Heinrich Bauer Zeitschriften Verlag KG, Hamburg, Ist Bio wirklich besser?, S. 32

Unbefangenheit sicherzustellen habe ich verschiedene Produkte in neutrale Schalen gefüllt und jedes Familienmitglied konnte dann probieren. In den Test kamen jeweils ein Bio-Produkt, ein konventioneller Markenartikel sowie eine Discountervariante. Das haben wir z.b. mit Apfelmus oder auch mit Milch gemacht. Ein sehr spannendes Experiment, das auch die persönlichen Geschmacksnerven schult. Bei einigen Produkten – wie z.b. Apfelmus – ist es sehr schwer Unterschiede herauszuschmecken. Bei anderen Lebensmitteln wie z.b. Milch hingegen konnten wir deutliche Unterschiede herausschmecken. Die Gewinner waren selten bis nie Bio-Produkte. Obwohl viele Versprechen auf den Verpackungen angegeben waren (regionale Herkunft, besondere Haltungsform, spezielle Fruchtsorten etc.). Ich fand das fast ein bisschen schade, denn eigentlich hätte ich gerne mehr Geld ausgegeben, um dafür auch ein besser schmeckendes Produkt zu erhalten. Häufig habendie Discount-Varianten gewonnen. In zahlreichen Tests waren jedoch auch hochwertige Markenartikelprodukte geschmacklich überlegen. Es lohnt sich auf jeden Fall und macht Spaß, wenn du bei deinen Lieblings-Nahrungsmitteln mal solch einen Test durchführst, um die Unterschiede herauszuschmecken und für dich das optimale Produkt herauszufinden.

Neben dem Geschmack sind es v.a. ethische Gründe, die Kunden zu Bio bewegen. Sicherlich ist die Massentierhaltung nicht schön. Sie ist jedoch hygienisch und erzeugt eine standardisierte hochwertige Qualität. Zumal bei den benötigten Mengen für die Ernährung von Deutschland und der Welt eine idyllische Kleinbauernhaltung gar nicht mehr möglich ist. Es sollten aus meiner Sicht unnötige Härten vermieden werden. So ist mit den Tieren verantwortungsvoll umzugehen, damit sie nicht unnötig leiden. Eine wirklich andere Alternative sehe ich derzeit nicht.

Beim Agraranbau von Nahrungsmitteln zeigt sich auch, dass eine reine Produktion in kleinen Einheiten heute nicht mehr zur Versorgung ausreichen würde. Ich bezweifle auch, dass wir überhaupt so viele Menschen finden würden, die bereit sind als Bauer auf diesen Höfen tätig zu werden. Unsere Welt ist modern und mechanisiert – dabei ist die Landwirtschaft nicht ausgelassen worden. Gleichwohl gilt es auch hier unnötigen Einsatz von Düngern und Schädlingsbekämpfungsmitteln zu unterlassen. Dies ist auch im Interesse des Landwirtes, denn er möchte gute Produkte erzeugen und nicht unnötiges Geld für diese chemischen Erzeugnisse ausgeben. Zumal die Kontrollen für konventionell angebaute Lebensmittel ebenfalls sehr hoch sind. Ich habe einmal einen sehr spannenden Vortrag eines verantwortlichen Einkäufers von Lidl gesehen, der aufzeigte wie viele Kontrollen sie bei Obst und Gemüse durchführen. Aufgeschreckt durch einige belastete Produkte in der Vergangenheit, die in der Öffentlichkeit groß thematisiert wurden, wollte Lidl sein Image nicht weiter riskieren. Daher hat der Discounter angefangen signifikant in eine Selbstkontrolle zu investieren und die Produkte zu überprüfen. Dies geht sogar so weit, dass aufgefallene Landwirte direkt auf ihre Erzeugnisse angesprochen werden. Wenn z.B. von einem Schädlingsbekämpfungsmittel ein zu hoher Rückstand gefunden wurde, so wird der Bauer – der bekannt ist – darüber informiert und aufgefordert seine Anbaumethode zu verändern. Das ist eine ganz wichtige Rückkopplung. Denn nur, wenn der Landwirt konkret erfährt, was ggf. nicht stimmt – dann kann er sich auch verändern und in Zukunft bessere Produkte erzeugen.

Ist fairer und umweltbewusster Einkauf möglich? Jeder einzelne kann durch sein Einkaufsverhalten positiv verändern!

Um diese Frage klären zu können, sollten wir uns erst einmal klar werden, was mit fair und umweltbewusst gemeint ist:
- Die Umwelt soll nicht unnötig zerstört werden
- So wenig Schadstoffe wie möglich in Essen und Umwelt
- Die Bauern sollen gut verdienen und die Arbeiter sollen gut behandelt werden
- Mit den Tieren soll verantwortungsvoll umgegangen werden

Mein persönliches Aha-Erlebnis war hier eine TV-Reportage über den Anbau von Bananen. Vor Jahren gab es eine negative Berichterstattung über den Marktführer Chiquita. Mitarbeiter wurden zu schlecht behandelt und zu viele Schädlingsbekämpfungsmittel auf den Feldern eingesetzt. Ein großer Protest und Boykott durch Verbraucher setzte ein. Das Unternehmen hat danach reagiert und vieles auf den Plantagen verändert. So werden die Arbeiter jetzt besser bezahlt und vor den eingesetzten Pflanzenschutzmitteln geschützt (die werden einfach mit dem Flugzeug über den riesigen Feldern ausgebracht). Gleichzeitig verwendet man weniger und besser umweltverträgliche Mittel. Diese Maßnahmen werden auch durch unabhängige Organisationen bestätigt. Problem ist jetzt, dass der Konsument es nicht honoriert. Denn die Aktivitäten kosten Geld oder reduzieren den Ertrag. Damit ist die Chiquita-Banane etwas teurer. Daraufhin sind gerade in Deutschland viele Verbraucher auf die günstigen Eigenmarken der Discounter umgestiegen, die zu Dumpingpreisen unter irgendwelchen Fantasienamen die Bananen anbieten. Frei nach dem Motto: Banane ist ja Banane. Dem ist jedoch nicht so, denn diese Billigbananen werden unter den alten Bedingungen angebaut: schlechte Behandlung der Arbeiter und intensiver Einsatz von Schädlingsbekämpfungsmitteln. Und Chiquita? Die überlegen nun, ob sie nicht ihre Aktivitäten wieder einstellen und auf die „klassische" Methode zurückgehen.

Doch so hoffnungslos ist die Lage nicht, denn es gibt eine Alternative: die Fairtrade-Banane. Die ist auch beim Discounter erhältlich und bietet sogar noch mehr als Chiquita. Nämlich die Vorteile von Fairtrade, d.h. bessere Entlohnung für die hart schuftenden Plantagenarbeiter im Erzeugerland. Und zusätzlich Bio-Qualität.
Ein kleines Beispiel, das mich persönlich jüberzeugt hat, dass ein Umstieg sinnvoll ist und du direkt mit deinem persönlichen Einkauf eine Idee positiv forcieren kannst.

Noch mehr über Fairtrade und die konkrete Geschichte hinter den Produkten kannst du erfahren, wenn du auf http://www.fairtrade-code.de den Code deines Fairtrade-Produktes eingibst. Hier siehst du wo und von welcher Kooperative bzw. Bauern das Produkt angebaut wurde. Du siehst den Händler und auch ggf. den Endverarbeiter der Produkte. Somit hast du einen konkreten Bezug zur Produzentenkette und siehst, wo du ein kleines bisschen geholfen hast.

Manchmal ist es mit der Vermeidung unnötiger Umweltzerstörung gar nicht so einfach. Denn was heißt das überhaupt, z.B.
- Geringer CO_2-Fußabdruck
- Keine Verschwendung und Verschmutzung von Wasser

Beim Thema Wasser muss ich nach Spanien blicken. Das Land hat heute schon Probleme mit zu wenig Wasser, ist gleichzeitig jedoch ein sehr großer Exporteur von Obst und Gemüse. Viele der Produkte sind sehr wasserhaltig (z.B. Erdbeeren, Tomaten, Wassermelonen) und verbrauchen für ihre Herstellung sehr viel Wasser. Wasser, das nicht vorhanden ist und zum Beispiel in der Region Huelva für den

Erdbeeranbau aus bis zu 1.200m Tiefe hervorgeholt wird.[50]
Für eine Ernte von 200.000 Tonnen pro Jahr brauchen die
Bauern 20 Mio. Kubikmeter Wasser – also 100l Wasser für
1kg Erdbeeren! Die Folge: der Grundwasserspiegel sinkt
dramatisch. Und das alles nur, um in der Vorsaison für 2
Euro eine Schale Erdbeeren zu erwerben, die nach nichts
schmecken.

Wenn wir in Spanien bleiben, können wir gleich in die Region Almeria blicken. Betrachten kann man diese am besten
aus der Luft, denn nahezu das komplette Land dort besteht
aus Plastikgewächshäusern. Es wird auch „Mar de Plastico"
– das Plastikmeer - genannt. Über 40.000 Hektar mit einfachen Metallgerippen, die mit durchsichtigen Kunststoffpla-
nen bedeckt sind. In diesen Low-tech-Gewächshäusern
werden riesige Mengen Gemüse für ganz Europa angebaut
– bevorzugt durch das günstige und ganzjährige warme
Klima der Region. Mit intensiver künstlicher Bewässerung
wird hier auf dem trockensten Fleck Europas verschwende-
risch mit Wasser umgegangen, um die Pflanzen am Leben
zu erhalten. Das spanische Umweltministerium schätzt, dass
die Bauern im ganzen Land rd. 500.000 illegale Brunnen
betreiben, die pro Jahr so viel Grundwasser fördern, dass
man 60 Mio. Menschen versorgen könnte. Neben dem fehlenden Wasser sind hier auch die Arbeitsbedingungen für
viele aus Nordafrika stammende Tagelöhner erbärmlich.

Das finde ich unverantwortlich. Das Thema wird sich jedoch eh erledigen, weil das Grundwasser bald aufgebraucht
ist. Fast zwei Drittel des Mittelmeerraums drohen laut EU
in den nächsten Jahrzehnten zu Wüsten zu werden.

---

[50] Erdbeeren aus der Wüste, Süddeutsche Zeitung, 19. Mai 2010,
http://www.sueddeutsche.de/wissen/andalusien-erdbeeren-aus-
der-wueste-1.911034

CO$_2$: Hier wird es kompliziert. Denn die einfache Rechnung regional = wenig CO$_2$ funktioniert leider nicht so einfach. Nehmen wir auch hier wieder Obst und Gemüse. Relevant für den CO$_2$-Abdruck sind vor allem zwei Komponenten: Transport und Heizung bzw. Kühlung bei Anbau/Lagerung. Ein Apfel aus Deutschland, der im Freiluftanbau wächst ist kurz nach der Saison CO$_2$-technisch nicht zu schlagen. Allerdings wird er – um die Frische zu erhalten – in speziellen Kühllagern eingelagert. Diese brauchen viel Energie, um die Temperatur und ggf. auch spezielle Luftbedingungen wie einen niedrigen Sauerstoffgehalt, der dem Verderb vorbeugt, einzuhalten. Es gibt daher einen Zeitpunkt – so ca. im Frühjahr – bei dem ein im Freilandanbau in Übersee angebauter Apfel im CO$_2$-Vorteil ist. Denn der Transport mit dem Schiff von Übersee nach Europa ist zwar sehr weit und lang. Doch auf Grund der riesigen Schiffe ist der CO$_2$-Abdruck jedes einzelnen Apfels sehr gering. Das ist eine sehr effiziente Methode des Transports.

Eine weitere Komponente ist die ggf. erforderliche Beheizung des Anbaus bei Gewächshausanbau. Gerade in den Wintermonaten ist ein sehr großer Energieeinsatz erforderlich, um die gläsernen Gebäude – die bauartbedingt sehr wenig gegen Kälte isoliert sind – auf dem erforderlichen Temperaturniveau zu halten. Dies ist dann erneut ein Pluspunkt für Überseeprodukte, die in wärmeren Gefilden keine Beheizung brauchen und wiederum effizient auf dem Schiff zu uns transportiert werden können.

Die Bauern sollen gut verdienen und die Arbeiter sollen gut behandelt werden – das ist ein hehres Ziel, das wir jedoch sehr schwierig beeinflussen können. Beispiele wie die Fairtrade-Bananen zeigen, wie jeder etwas bewirken kann.

Im deutschen Lebensmitteleinzelhandel gibt es eine klare Dominanz von vier Spielern: Aldi, Lidl, Rewe, Edeka. Diese haben sehr viel Macht gegenüber ihren Lieferanten und nutzen diese auch intensiv aus. Vorteil für die Verbraucher in Deutschland: wir haben sehr niedrige Lebensmittelpreise. Wer mal im Urlaub in den Niederlanden, Frankreich, England oder vor allem Skandinavien war – der kann das bestätigen. Diese niedrigeren Preise für identische Lebensmittel in Europa gibt es natürlich nur, wenn man sehr effizient arbeitet – wie die Discounter – und seine Lieferanten im Griff hat.

Mit den Tieren soll verantwortungsvoll umgegangen werden – das ist eine ethische Fragestellung. Klar ist, dass wir mit bäuerlicher Idylle und 10 Schweinen pro Hof niemals Deutschland geschweige denn die Welt ernähren werden können. Wir brauchen Massentierhaltung, um den Bedarf zu decken. Wichtig ist jedoch eine verantwortungsvolle Massentierhaltung mit Respekt vor dem Tier.

Zum Glück führt ein guter Umgang mit dem Tier auch zu einer besseren Fleischqualität. Insofern ist es auch im Interesse der Fleischindustrie, dass die Tiere gut behandelt werden. Wenn Schweine z.B. vor der Schlachtung Stress empfinden, so wird das Fleisch schlechter – also werden sie ganz schonend auf ihren letzten Metern behandelt.

Wenn du dir die Historie der Fleischskandale anschaust, so sind es v.a. kleinere Schlachthöfe oder Händler, die betroffen waren. Die großen Unternehmen der Branche, die in riesigen Maßstäben Tiere schlachten und so auch die Discounter beliefern, können sich solche Skandale nicht erlauben. Damit wäre ihre Geschäftsgrundlage vernichtet und auf Grund ihrer Größe sind diese Unternehmen unter ständiger Beobachtung sowohl der Behörden als auch unabhängiger Organisationen.

Die Macht der Verbraucher – jeder kann etwas ändern!

Wie oben am Beispiel Chiquita gezeigt, kann jeder einzelne Verbraucher durch sein Einkaufsverhalten aktiv dazu beitragen, dass sich etwas ändert. Das ist ein sehr ermutigendes Zeichen. Und es gibt noch mehr Beispiele dafür:

- Eier aus Käfighaltung gibt es in Deutschland nicht mehr: Intensive Proteste haben zum Verbot geführt. Es sind nur noch Eier aus Boden- und Freilandhaltung verkäuflich – das haben die Händler erkannt und damit letztlich auch die Produzenten überzeugt. Ich dachte eigentlich, dass diese Erkenntnis in ganz Europa verbreitet ist. Erstaunt stellte ich jedoch im September 2013 bei unserem Urlaub in Frankreich fest, dass in den großen Supermärkten nach wie vor Eier aus Käfighaltung verkauft werden.

- Joghurt nur mit Fruchtstücken: Ebenfalls in Frankreich wurde mir die Macht der deutschen Verbraucher ein zweites Mal klar. Bei unseren westlichen Nachbarn gibt es immer noch Fruchtjoghurt, der kein einziges Fruchtstückchen enthält. Es wird lediglich Naturjoghurt mit Zucker, Aroma und Farbstoffen gemischt. In Deutschland sind diese Produkte seit mehreren Jahren nicht mehr im Verkauf – auch das eine Folge von Verbraucherreaktionen. Dasselbe gilt im übrigen für Joghurt. Aldi begann bereits in den 90ern mit dem Verzicht auf Konservierungsstoffe in Joghurt – alle anderen Hersteller mussten nachziehen. In Frankreich wird heute noch konserviert.

Warengruppen

Obst

Obst und Gemüse solltest du grundsätzlich stets frisch einkaufen und verzehren, d.h. mindestens 2x pro Woche. Wenn es sehr warm in deiner Wohnung ist, solltest du dein Obst zwischenzeitlich im Kühlschrank lagern. Es empfiehlt sich es mindestens 1 Tag vor dem Verzehr aus dem Kühlschrank zu nehmen. Dann ist das Obst nicht so kalt, dass deine Zähne schmerzen. Außerdem kann es noch ein klein bisschen nachreifen und schmeckt dadurch aromatischer. Längere Lagerung verträgt Obst nicht so gut. Es altert schnell und dabei werden wertvolle Inhaltsstoffe zerstört. Zusätzlich strömen reife Früchte das Reifegas Äthylen aus. Damit reifen benachbarte Früchte noch schneller. Insofern solltest du reife Früchte getrennt von anderem Obst lagern.

Sobald Obst angeschnitten ist, verdirbt es besonders schnell. Die offene Oberfläche ist eine ideale Angriffsstelle für Keime und Bakterien aller Art. In dem Fruchtzucker fühlen sie sich sehr wohl und vermehren sich schnell. Also angeschnittenes Obst sofort in den Kühlschrank. Grundsätzlich kannst du Obst in großen Mengen verzehren. Beachte jedoch, dass Obst nur so süß ist, weil es Fruchtzucker enthält. Insofern haben 100g Obst auch mind. 40 kcal/100g. Zuviel ist also auch hier zuviel. Wobei es schwer fällt sich an Obst zu „überessen", da du dann so viel Nahrungsvolumen zu dir nimmst, dass deine natürliche Appetitbremse einsetzt.

Es gibt vielfältige Sorten von Obst. Diese lassen sich unterteilen in Kernobst, Steinobst, Beerenobst und Exotische Früchte.

Kernobst besitzt ein Gehäuse mit mehreren kleinen Kernen. Bedeutendster Vertreter ist der Apfel. Die Birne gehört ebenfalls zu dieser Gruppe.

Wichtig bei Äpfeln: iss die Schale mit, denn in und direkt unter der Schale befinden sich 70% der Vitamine des Apfels und auch ein Großteil der Polyphenole. Also: den Apfel gut waschen und die Schale mitessen.

Steinobst ist der Sammelbegriff für alle Früchte, die im Inneren einen harten Kern haben. Umgeben ist dieser von einem saftigen Fruchtfleisch, das meist sehr süß ist, da die Früchte über viel Fruchtzucker verfügen. Wichtige Steinobstsorten sind Aprikosen, Mirabellen, Nektarinen, Kirschen und Pflaumen/Zwetschgen. Einige dieser Früchte wachsen bei uns (Pflaumen/Zwetschgen), andere vor allem in Südeuropa (z.B. Aprikosen).

Beerenobst ist meist weich und dadurch sehr empfindlich gegenüber Druck. Zugleich enthalten die Früchte viele kleine Samen. Am meisten essen wir die Erdbeeren. Daneben gibt es noch Himbeeren, Heidel-/Blaubeeren, Johannisbeeren, Brombeeren und Preiselbeeren.

Trauben sind Weinbeeren und enthalten – wie der Name schon sagt – viel Traubenzucker und 75 kcal. Daher solltest du diese auch nur in begrenzten Mengen verzehren.

Exotische Früchte werden auch Tropen-/Südfrüchte genannt. Sie kommen aus fernen Ländern in Süd- und Mittelamerika, Afrika sowie Asien zu uns.

Einige sind schon lange bekannt, wie z.B. die Banane oder die Ananas. Auch die Zitrusfrüchte (Orangen, Mandarinen, Grapefruit, Zitrone) gehören zu dieser Gruppe. Andere setzen sich immer mehr durch – die Mango, Kiwi und Melone – sind inzwischen weit verbreitet.

Und wieder andere sind immer noch „exotisch", so z.B. die Maracuja, Pitahaya oder die Rambutan.

Die Banane enthält wichtige Mineralien, jedoch auch 60 Kalorien. Nicht umsonst nutzen Ausdauersportler sie häufig als Energieschub zwischendurch. Wichtig: Niemals im Kühlschrank lagern. Das verträgt die empfindliche Frucht nicht und wird braun.

Orangen & Co. sind bekannt für ihren hohen Vitamin-C-Gehalt. Zudem sind sie gute Lieferanten für Magnesium, Calcium und Kalium mit 40 kcal.

Ananas bitte auch nicht in den Kühlschrank legen – das vertragen sie gar nicht.

Die Mango gilt in ihrem Herkunftsland Indien als göttliche Frucht auf Grund ihres guten Geschmacks, ihrer tollen Inhaltsstoffe und ihrer vielseitigen Anwendbarkeit in der Küche. Sie ist eine Steinfrucht wie der Pfirsich und ist ganzjährig verfügbar. Die meisten Mangos kommen aus Peru, Brasilien und der Dominikanischen Republik.

Die Herkunft von Obst und Gemüse kannst du zunächst an der Kennzeichnung im Geschäft erkennen. Hier muss immer das Herkunftsland angegeben werden (z.b. Italien). Wenn du auf die Kartons bzw. die Verpackungen der Produkte schaust, dann findest du häufig noch mehr Hinweise zu den Regionen, aus denen das Produkt kommt. Und immer mehr Produkte tragen die sogenannten GGN. Da steht dann z.b. GGN 4049929000000 auf deiner Apfelpackung. GGN bedeutet **GlobalGapN**umber und kennzeichnet jeden einzelnen Erzeuger bzw. eine Verpackungsstelle weltweit. Somit kannst du mit der 13-stelligen Nummer den Apfel bis zum Bauer oder seiner Packstelle zurückverfolgen. Du musst einfach die Nummer unter https://database.globalgap.org/globalgap/search/SearchMain.faces eingeben - schon siehst du es. Danach kannst du dann zum Beispiel bei Google Maps die Adresse eingeben – und die Bäume für deine Äpfel aus der Luft beobachten!

Gemüse, Pilze & Kartoffeln

Gemüse sind ein spannender Teil unserer Ernährung, der bislang unterschätzt wird. Es gibt so viele Sorten, die ganz unterschiedlich schmecken, teilweise nur saisonal vorhanden sind (nur dann auch wirklich wohlschmeckend sind) und bunte Farben auf den Teller bringen. Man kann sie sehr vielseitig zubereiten (von der Rohkost über Kochen und Braten bis hin zum Backofengericht) und sie bieten vielfältige Geschmackserlebnisse (von der knackigen Karotte über das knusprige Salatblatt bis zur saftigen Tomate).

Diese Welt der Gemüse lässt sich in verschiedene Arten unterteilen, je nachdem welcher Teil der Pflanze verwendet wird:

1. Wurzel- und Knollengemüse: Karotten, Knollensellerie, Rote Bete
2. Blütengemüse: Artischocken, Blumenkohl, Brokkoli
3. Salat- und Blattgemüse: Chicorée, Kopfsalat, Spinat
4. Stiel- und Sprossengemüse: Staudensellerie, Spargel
5. Kohlgemüse: Rotkohl, Weißkohl, Rosenkohl
6. Zwiebelgemüse. Frühlingszwiebeln, Porree/Lauch, Zwiebeln, Knoblauch
7. Fruchtgemüse: Gurken, Paprika, Tomaten
8. Hülsenfrüchte: Grüne Bohnen, Erbsen

Zu 1 – Wurzel- und Knollengemüse: Bekanntester Vertreter ist die Karotte. Sie belegt Platz 2 unter den meistverzehrten Gemüsesorten in Deutschland mit 8 kg pro Kopf und Jahr. Ein schön knackiges Gemüse voller Vitamine und Mineralstoffe. Am besten schälst du sie nur kurz mit einem Sparschäler – schon ist sie essbereit. Gut ist auch sie mit ein wenig Fett in Topf oder Pfanne zuzubereiten. Das hilft bei der Aufnahme der fettlöslichen Vitamine.

Die Rote Beete wird häufig unterschätzt. Du findest sie im Handel als gekochte rote Beete in der vakuumierten Packung im Frischregal. Das ist ein tolles Produkt, das du lediglich in Scheiben bzw. Stücke schneiden musst und ggf. von einzelnen Schalenresten befreien. Dann marinierst du es leicht mit weißem Essig (z.B. Balsamico-Essig) und salzt - fertig ist ein kleiner Salat.

Zu 2 – Blütengemüse:
Die Artischocke ist das geschmackliche Highlight aus dieser Gruppe, allerdings nur saisonal erhältlich und etwas aufwändig zu kochen. Viel häufiger nutzen wir Blumenkohl und Brokkoli. Diese kannst du ganz schnell vom Strunk befreien, in kleine Röschen schneiden und waschen. Daraufhin in heißes Wasser bzw. Gemüsebrühe, dann 10-15min kochen lassen – fertig! Eine große Sauce hierzu brauchst du häufig nicht. Durch die Gemüsebrühe gibt es schon ein schönes Aroma, ansonsten empfehle ich Ketchup oder andere tomatenbasierte Saucen (z.b. Tomaten-Oliven-Sauce, Sundried Tomato Sauce etc.).

Zu 3 – Salatgemüse: Der gute Ruf von Salat ist nur zum Teil richtig. Der Kaloriengehalt von Salat ist in der Tat sehr niedrig. Darüber hinaus enthält Salat nur wenige Nährstoffe, Vitamine etc. Der Lebensmittelchemiker Udo Pollmer formulierte es so: Salat habe den gleichen Nährwert wie ein Papiertaschentuch und ein Glas stilles Wasser.

Also Salat stets mit anderen Gemüsen wie Karotten, Paprika und Tomaten mischen. Und bitte nicht zu lange und zu intensiv waschen. Denn dann wäschst du aus den Schnittkanten noch die wenigen Nährstoffe heraus.

Und bei Salat nicht nur die ganzjährig verfügbaren Sorten (Eisbergsalat, Rucola, Salatherzen) essen. Sondern auch die saisonalen Angebote wie Spinat, Feldsalat, Endivien, Chicoree probieren, um die Auswahl abwechslungsreicher zu gestalten.

Salat an sich ist meist relativ fade im Geschmack und wird erst durch das Dressing geniessbar. Tipps zu einfachen und schlanken Salatsaucen findest du im Kapitel 9 Kochtipps.

Zu 4 – Stiel- und Sprossengemüse

Bekanntester Vertreter dieser Gruppe ist der Spargel, der uns jedes Jahr das Frühjahr verschönt. Ein sehr kalorienarmes Gemüse mit nur 15kcal/100g. Die häufig dazu verzehrte Sauce Hollandaise ist auf Grund ihres hohen Butteranteils eine regelrechte Kalorienbombe. Inzwischen gibt es fettreduzierte Varianten dieser Sauce, die dringend zu empfehlen sind.

Zu 5 – Kohlgemüse
Die Mitglieder der Kohlgemüse tragen meist auch Kohl im Namen, sie heißen Rotkohl, Weißkohl oder Rosenkohl. Mit 15-30 kcal/100g sind auch sie ausgesprochen kalorienarm. Es sind die klassisch deutschen Wintergemüse. Neu ist Chinakohl oder auch Pak Choi (ein chinesischer Kohl). Diese beiden Varianten sind länglich und haben dunkelgrüne Blätter. Durch ihre Senföle sind sie bekömmlicher als andere Kohlarten und eignen sich sehr gut zum Kurzgaren in Pfanne bzw. Wok.

Den Rosenkohl hingegen kochst du am besten als komplette Röschen in heißer Gemüsebrühe. Rotkohl hingegen wird meist roh verzehrt oder feingeschnitten als Rotkraut zu Ente und Gans gekocht.

Der Weißkohl eignet sich gut für deftige Eintöpfe und Kohlrouladen. Er bietet auch die Grundlage für Sauerkraut. Hier wird der feingeschnittene Weißkohl vergoren und damit konserviert. Das Sauerkraut ist kalorienarm, verdauungsfördernd und enthält reichlich Vitamin C.

Ein weiteres Produkt ist der Kohlrabi. Ihn kannst du sehr gut roh und naturbelassen essen. Einfach die Blätter und harte Schale entfernen, dann in Scheiben schneiden. Ggf. kannst du noch etwas dunklen Balsamico-Essig ergänzen – das reicht vollkommen. Klassisch ist die Zubereitung im Kochtopf mit einer sahne- oder besser milchbasierten Sauce – das empfiehlt sich für die kältere Jahreszeit.

Zu 6 - Zwiebelgemüse.

Unter diese Kategorie fallen alle Arten von Zwiebeln wie die Zwiebel selber, aber auch Frühlings-/Lauchzwiebeln, Porree/Lauch und der Knoblauch. Diese Produkte geben deinen Gerichten Pfiff und Geschmack. Die ideale Dosierung solltest du am besten selber herausfinden. Und natürlich auch dein Umfeld im Blick haben, denn Zwiebeln und Knoblauch können manchmal geruchstechnische Nebenwirkungen haben.

Zu 7 - Fruchtgemüse

Mengenmäßig essen wir am meisten von dieser Kategorie. Spitzenreiter ist die Tomate mit 25kg pro Kopf und Jahr, auf Platz 3 folgt nach den Karotten dann die Gurke mit 8 kg.

Tomaten sind ganzjährig ausreichend verfügbar, auch wenn das Aroma in der eigentlichen Saison – dem Sommer – deutlich besser ist. Neben der heute weitverbreiteten Rispentomate (mit grüner Rispe vom Strauch) gibt es Fleischtomaten, Cocktailtomaten, Datteltomaten und Cherrytomaten. In Südeuropa kennt man auch noch die Coeur de Boeuf (Ochsenherz mit einer urigen Form und einem tollen Aroma) sowie die länglichere Flaschentomate (v.a. als San Marzano sehr aromatisch). Wichtig: Tomaten nie im Kühlschrank sondern bei Raumtemperatur lagern, sonst können sie ihren Geschmack nicht behalten und die Vitamine leiden. Die Tomate enthält viel Wasser und daher nur 20 kcal/100g.

Gurken gibt es – neben den Einlegegurken – eigentlich nur in der standardisierten länglichen Form. Dann nennt sie sich Salatgurke. Daraus kannst du sehr gut mit dem scharfen Messer oder einer Reibe einen einfachen Gurkensalat zaubern. Ein einfaches Dressing hierfür findest du im Kapitel 9. Bei Gurken empfiehlt es sich, noch etwas Dill in die Sauce zu integrieren – das harmoniert sehr schön. Kalorienmäßig ist die Gurke mit 10 kcal/100g fast zu vernachlässigen.

Die Paprika ist das dritte wichtige Fruchtgemüse. Es gibt sie in den Farben grün, gelb, selten in orange und viel in rot. Die grünen Paprika sind noch unreif, jedoch genießbar, schmecken daher allerdings etwas bitter. Am wohlschmeckendsten sind die roten Paprika – darum dominieren sie das Angebot. Die gelben und orangen Paprika bringen schöne farbliche Vielfalt auf deinen Teller, daher solltest du sie auch nicht vernachlässigen. Mit 30 kcal/100g ist dieses Gemüse sehr kalorienarm.

Zu 8 - Hülsenfrüchte: Aus dieser Gruppe spielen v.a. Grüne Bohnen und Erbsen eine Rolle. Grüne Bohnen gibt es frisch oder auch häufig tiefgekühlt. Mit 20 kcal/100g ein sehr leichtes Nahrungsmittel. Anders sieht es bei den Erbsen aus. Diese haben einen deutlich höheren Kohlenhydratgehalt als andere Gemüse und liegen daher mit 80 kcal signifikant über dem Rest.

Spannende Variante der Bohne ist die Zuckerschote, die es nur sehr selten gibt – am ehesten in Asia-Supermärkten. Diese ist deutlich süßer und aromatisch feiner, da sehr dünn. Eine schöne Bereicherung für viele Gerichte.

Weitere Gemüsesorten:
Mais: Ist schön süß und saftig, enthält jedoch auch 80 kcal/100g. In Salatbuffets wird er gerne angeboten, da er günstig und relativ schwer ist – damit bei Abrechnung nach Gewicht deine Rechnung schnell nach oben treibt.

Avocado: Die Avocadofrucht ist eigentlich eine Beere und enthält einen Kern in der Größe eines Golfballs. Die Avocado reift nicht am Baum, sondern erst nach der Ernte. Du kannst sie also ruhig etwas hart kaufen, denn sie reift nach.

Es gibt allerdings inzwischen auch als Verbraucherservice vorgereifte Früchte, die du direkt verzehren kannst. Die Avocado ist neben der Olive das einzige Gemüse mit einem hohen Fettanteil von 23,5%. Daher enthält sie auch 220 kcal/100g, was für Gemüse ein erstaunlich hoher Wert ist. Sie enthält allerdings sehr gesunde pflanzliche Fette und auch viele Vitamine. Sie ist ganzjährig verfügbar und kommt aus der ganzen Welt wechselnd im Jahresverlauf zu uns (Chile, Peru, Spanien, Israel, Brasilien, Afrika).

Wasserkastanie: Wenn du in einen Asia-Supermarkt gehst, dann findest du hier zahlreiche spannende Gemüsesorten, die in unserer klassischen Küche derzeit noch wenig vertreten sind. Die Wasserkastanie ist ein besonders delikates Produkt, das leicht nussig, dabei jedoch auch saftig-süß schmeckt. In Scheiben geschnitten oder als runde Kugel belassen ist diese ein sehr raffinierte Ergänzung für deine Gerichte.

Bambus, Sprossen etc.: Bambusstreifen, Sojabohnen- und Mungobohnensprossen sind teilweise schon mehr bekannt. Meist nur aus dem Glas oder der Dose, wenn die großen deutschen Discounter mal wieder eine Asia-Aktion durchführen. Im Asia-Laden bekommst du sie frisch. Und das bedeutet, dass sie viel aromatischer und knackiger sind.

Tiefkühl-Gemüse – eine gute Alternative außerhalb der Saison
Wenn die Saison kein schönes Gemüse bietet – so z.B. im Winter – ist Tiefkühlgemüse eine gute Alternative. Achte hierbei darauf die Basisvarianten zu nehmen, die nur das Gemüse beinhalten und keinerlei Saucen. Da gibt es schöne Mischungen – z.B. aus Blumenkohl, Brokkoli und Karotten. Die Beutel kannst du mit einem Clip wieder verschließen und somit jeweils so viel entnehmen, wie du gerade für dei-

ne Mahlzeit brauchst. Weiterer Vorteil ist, dass diese Mischungen aus verschiedenen Gemüsen bestehen, so hast du eine schöne Abwechslung. Und für die nicht so Schneidbegeisterten unter uns: Das Gemüse ist fertig gewaschen, geputzt und geschnitten – du musst nichts mehr machen und kannst es direkt einsetzen.

Pilze
Pilze sind mit 15-35 kcal/100g sehr kalorienarm. Vor allem der Champignon – der meistverbreitete Speisepilz bei uns – ist mit 15 kcal/100g ein sehr schlankes Produkt. Pfifferlinge mit 25 kcal und Steinpilze mit 35 kcal schlagen nur wenig mehr zu Buche.

Pilze können jedoch durch einen hohen Eiweißanteil teilweise schwer verdaulich sein. Also am besten andünsten und gut kauen, und nicht zu viele auf einmal essen. Zusätzlich enthalten sie viele B-Vitamine und Vitamin D. Bei den Mineralstoffen punkten sie mit Kalium, Phosphor, Kupfer und Selen.

Kartoffeln
Die Kartoffel ist ein guter Lieferant von Kohlenhydraten und Ballaststoffen. Damit macht sie satt. Zusätzlich ist sie reich an Vitaminen und pflanzlichem Eiweiß. Mit 70 kcal/100g ist sie gut positioniert. Wichtig ist es bei der Verwendung die unterschiedlichen Kocheigenschaften zu beachten. Es gibt hier drei Gruppen, denn umso mehr Stärke die Kartoffel hat, desto weicher wird sie:

1. Festkochende Kartoffeln: sie werden „hart" und eignen sich v.a. für Kartoffelsalat
2. Vorwiegend festkochende Kartoffeln: sie werden etwas „hart" und sind damit ideal für Eintöpfe, Pellkartoffeln und Bratkartoffeln
3. Mehlig festkochende Kartoffeln: diese werden etwas bröseliger und mehliger, kombinieren sich daher

sehr gut mit Saucen und sind optimal für Kartoffelbrei und Klöße zu verwenden.

Geerntet werden die Kartoffeln in Deutschland im Herbst. Danach werden sie unter kontrollierten Bedingungen eingelagert, so dass wir das ganze Jahr mit frischer Ware versorgt werden können. Kartoffeln sind als Basisprodukt sehr günstig. Und es kann sich lohnen ein paar Cent oder Euro mehr auszugeben für speziellere Ware. So sind die Frühkartoffeln, die es jedes Jahr im Frühling/Sommer aus Übersee und später auch aus Südeuropa sowie der Pfalz gibt eine geschmacklich feine Delikatesse. Sie werden direkt nach der Ernte verkauft und nicht erst eingelagert. Ab und zu findest du auch spezielle rotschalige Kartoffeln aus Frankreich. Teilweise sind besonders kleine Kartoffeln im Angebot und dann auch wieder sehr große Exemplare, die sich für Backkartoffeln gut eignen. Probiere einfach mal verschiedene Varianten aus. Bei der Zubereitung von Kartoffeln sind dir keine Grenzen gesetzt. Du kannst sie

- mit Schale kochen, dann mit Salz, Kräuterquark, Senfsauce etc. verzehren
- in der Pfanne als Bratkartoffeln anbraten
- im Backofen als Kartoffelgratin überbacken oder als Kartoffelauflauf mit Gemüse und Fleisch kombinieren
- Rosmarinkartoffeln mit reichlich Rosmarin im Ofen bereiten
- zu Kartoffelbrei gestampft oder Klößen verarbeiten

Kräuter

Du kannst dir natürlich – wenn du Platz und Lust hast – einen kleinen Kräutergarten pflanzen. In vielen Läden gibt es heute aber auch bereits fertige Kräuter im Topf, bei denen du nur noch abpflücken musst. Vorteil bei beiden Varianten: die frischen Kräuter riechen gut und schmecken schön frisch. Allerdings musst du dich darum kümmern und die Kräuter pflegen. Die Kräutertöpfe nehmen zudem beim Einkauf immer ziemlich viel Platz weg.

Aus Praktikabilitätsgründen empfehle ich daher die getrockneten Varianten im Glas. Lege dir hier einen schönen Vorrat mit großer Vielfalt an. Denn zu jedem Gericht lassen sich andere Kräuter gut kombinieren
- Dill: für Gurken etc.
- Majoran: für Fleisch, Geflügel, südländische Gerichte
- Oregano: für mediterrane Gerichte, Tomaten, Nudeln
- Basilikum: zu Tomaten
- Rosmarin: zu Kartoffeln, Fleischgerichte, Wild, dunkle Saucen
- Salbei: zu Braten, Leber, Gemüse, Nudeln
- Thymian: für Rind, Gemüse, Kartoffelgerichte
- Schnittlauch: zu Salaten, Suppen, Eiern, Fisch
- Petersilie: zu Kartoffeln

Daneben gibt es auch noch praktische Mischungen, so z.b. Salatkräuter im Glas. Hier hast du eine fertige Mixtur, die mehrere Kräuter für deinen Salat enthält und schnell einsetzbar ist. Genauso gibt es klassisch französische (Kräuter der Provence) oder italienische (Kräuter der Toskana) Kräutermischungen. Diese sind harmonisch in sich aufeinander abgestimmt und geben eine schöne typische Würze.

Zusätzlich ist Kresse auch eine sehr gute Ergänzung. Die kannst du fertig für kleines Geld im Supermarkt kaufen und brauchst sie nur noch mit dem Messer ernten. Vielleicht hast du aber auch Lust, sie selber anzupflanzen? Es gibt den klassischen „Kresseigel". Ein Tontopf, auf dem die Kresse aus kleinen Samen weit nach oben wächst.

Antipasti und Feinkostsalate

Feinkostsalate heißen zwar Salate, haben jedoch mit dem grünen Gemüse meist nur wenig zu tun. Sie bestehen aus Gemüse, Fleisch bzw. Fisch oder auch Nudeln und Eiern. Das ganze wird dann im Regelfall mit einer weißen Sauce angerichtet, die ähnlich einer Mayonnaise ist. Und die ist das Problem: Mayonnaise ist eine Mischung aus Öl und Eigelb – hat einen Fettgehalt von mindestens 70%. Diese Fette sind meistens auch noch geringwertig, da von den Herstellern billige Palm- oder Kokosfette verwendet werden, die nur wenig bis gar keine ungesättigten Fettsäuren beinhalten. Der Kaloriengehalt der Mayonnaise ist mit 500 kcal üppig – die Salate schlagen je nach Sorten mit 200-300 kcal zu Buche. Feinkostsalate sind daher ein Genussmittel, was sehr sparsam verwendet werden sollte.

Antipasti klingt mediterran leicht. Eine kleine Vorspeise, die ja „nur Gemüse" ist. Leider ist das nur selten der Fall. Besonders kritisch sind Produkte, die in Öl eingelegt sind (z.b. Getrocknete Tomaten in Öl, Gebratene Auberginen in Öl) oder mit Frischkäse gefüllte Gemüse (z.b. Peperoni mit Frischkäsefüllung). Die letzteren bestehen häufig nur aus einer Gemüsehülle und viel relativ geschmacksneutralem Frischkäse, der die Schärfe des Gemüses abmildert. Der Frischkäse hat rund 300kcal/100g, damit kann eine kleine gefüllte Peperonischote gleich locker einmal 60kcal haben. Noch gravierender wird es bei den Produkten in Öl. Teilweise schwimmen die Antipasti auf Buffets regelrecht im Öl und gerade getrocknete Tomaten saugen das auf wie ein Schwamm. Dann isst du statt gesundem Gemüse fast pures Fett. Und dieses Öl ist häufig auch noch ein eher günstiges und ernährungsphysiologisch minderwertiges Öl, da das Produkt günstig hergestellt werden sollte.

Gemüse- & Sauerkonserven

Tomatenkonserven: sind mein absoluter Favorit. Sie haben ein tolles fruchtiges-süßes Aroma, das sich ganz einfach erklären lässt. Diese Produkte werden v.a. in Süditalien hergestellt, wo die Tomaten natürlich auf dem Feld mit sehr viel Sonneneinstrahlung wachsen. Sie werden im Hochsommer auf dem Höhepunkt ihrer Reife geerntet. Das ist ganz etwas anderes als die ganzjährig verfügbare Gewächshaustomate, die häufig nicht in Erde, sondern auf Mineralwolle wächst und über einen Schlauch alle wichtigen Nährstoffe bekommt.

Diese Naturtomaten werden geerntet und innerhalb weniger Stunden zu Tomatenprodukten verarbeitet. Und das schmeckst du. Nicht umsonst verwenden die Italiener und auch die Gastronomen vorzugsweise solche Tomatenprodukte aus Glas und Dose. Die wesentlichen Artikel sind hierbei:

- Geschälte Tomaten: längliche Flaschentomaten werden nach der Ernte geschält und mit Tomatensaft in die Dose gebracht.
- Gehackte Tomaten: die Tomaten werden in kleine Würfel gehackt und mit etwas Tomatensaft konserviert. Eignet sich z.b. als Pizzabelag oder für Saucen. In Kochrezepten kannst du häufig Tomaten durch dieses Produkt ersetzen – und es schmeckt gleich viel aromatischer
- Tomaten Passata: ein Püree aus ganzen Tomaten, häufig im Tetra Pak. Das kannst du für Saucen, Pfannen, Aufläufe etc. bestens einsetzen.

Alle diese Produkte haben nur 25-30 kcal/100g und sind daher ideal für eine gesundheitsorientierte Küche - zusätzlich sehr aromatisch.

Gewürzgurken: Bei den Gewürzgurken bzw. den kleineren Cornichons solltest du darauf achten, dass die Produkte nicht zu stark gesüßt sind. Wenn du z.b. Gurkenscheiben dänische Art kaufst, dann ist da ein gehöriger Anteil Zucker enthalten. Bevorzuge also lieber die naturbelassenen Produkte mit ganzen Gurken in saurem Aufguss.

Milchprodukte

Milch: ist kein gutes Getränk – außer für Kinder und Kleinkinder. Fettarme Milch hat einen Kaloriengehalt von 45 kcal/100g, Vollmilch 70 kcal/100g. Wenn du also einen Liter Vollmilch trinkst – wie ich zu Beginn dieses Buches beobachtete – dann hast du mehr Kalorien zu dir genommen als eine ganze Schokoladentafel. Daher dosiere die Milch auch sparsam in deinen Kaffee. Ansonsten trinkst du über den Tag verteilt mit deinem Kaffee gemischt schnell mal einen kompletten Liter Milch.

Milch wird vor dem Verkauf im Laden stets homogenisiert, d.h. die Fetttröpfchen werden zerkleinert, was die Milch bekömmlicher macht.
- Frischmilch wird im Regelfall auch noch pasteurisiert – d.h. kurz auf 75 Grad erhitzt und ist damit rd. 1 Woche im Kühlschrank haltbar.
- Die neue ESL-Milch (Extended shelf life) wird häufig als „längerfrisch" oder so ähnlich verkauft. Sie hält sich ca. 3 Wochen, da sie höher erhitzt wird – muss jedoch auch gekühlt werden
- H-Milch ist mit 6 Monaten besonders lang haltbar, da sie auf 150 Grad erhitzt wird. Sie braucht nicht gekühlt zu werden.
Der Vitaminverlust ggü. der Rohmilch des Bauernhofes beträgt bei Frischmilch rd. 10% und bei ESL- sowie H-Milch 20%. Qualitativ gibt es also wenig Unterschiede zwischen den Milchsorten – du solltest also auf deinen Geschmack hören. Manche mögen sogar H-Milch lieber, da sie durch die höheren Temperaturen bei der Erhitzung einen

Kochgeschmack sowie Aromen aus teilweise karamellisiertem Zucker aufweisen kann. Es lohnt sich selber auszuprobieren, welche Sorte und Marke dir am besten schmeckt. Zeit für eine Blindverkostung!

Joghurt & Quark

Wenn du Sahnejoghurt kaufst, dann kannst du auch gleich Eiscreme besorgen – der Kaloriengehalt unterscheidet sich nur unwesentlich. Verwende die Varianten mit normalem Fettgehalt 3,5% oder 1,5%. Darunter wird es geschmacklich schon sehr dünn. Die Joghurts mit 0,1% Fett etc. schmecken meist so fade, dass du automatisch wieder mehr isst. Dann kommst du auf die gleiche Kalorienmenge – hast nur überhaupt kein Geschmackserlebnis gehabt. Zusätzlich enthalten sie oft Süßstoffe, die wieder zu Mehrverzehr führen.

Achte auf die Kalorienangaben. Viele fettarme Joghurts halten nicht, was der Name verspricht. Sie enthalten teilweise sogar mehr Kalorien als einer mit normalem Fettgehalt. Denn der reduzierte Fettgehalt wird vom Hersteller mit einer Extra-Zuckerdosis ausgeglichen, damit das Produkt halbwegs schmeckt. Daumenregel ist, dass der Joghurt maximal 100 Kalorien pro 100g haben sollte.

Quark: Gibt es als Magerquark sowie mit 20% und 40% Fett. Das bedeutet dann nicht, dass der Quark zu 20% bzw. 40% aus Fett besteht. Nein, es ist der Fettgehalt in der sogenannten Trockenmasse gemeint. Und da Quark ein sehr wasserhaltiges Produkt ist, liegt der Fettgehalt sehr deutlich darunter. Empfehlenswerte finde ich die 20%-Variante als Butterersatz. Reiner Magerquark ist zu trocken und die 40%-Variante ist zu energiereich. Mit den 20% hat das Produkt ca. 100kcal – das ist ein riesiger Unterschied im Vergleich zu den 700 kcal von Butter. Vielleicht schmeckt dir aber auch der Frischkäse besser.

Frischkäse: heißt so, weil der Käse nicht reift, sondern direkt gegessen werden kann, also frisch. Kaufe die fettreduzierten Varianten. Allerdings nicht die komplett kastrierten Versionen, die nahezu kein Fett enthalten. Die schmecken nach gar nichts bzw. mehlig und du wirst einfach mehr essen. Finde für deinen Geschmack die optimale Fettstufe heraus (z.b. die verbreitete Balance-Variante mit 200 kcal/100g). Dann kannst du den Frischkäse auch sehr gut als Brotaufstrich für Wurst/Käse/Konfitüre nutzen und brauchst keine Butter mehr.

Käse

Hier gibt es eine unbeschreibliche Auswahl. Einige mögen mehr aromatische Käse, andere sind eher Fan milder Sorten – finde das selbst für dich heraus. Grundsätzlich kann man sagen, dass du weniger nehmen wirst, je würziger-deftiger der Käse schmeckt. Du kannst dann nämlich gar nicht beliebig viel davon auf das Brot tun. Bei einem sehr milden Käse hingegen kannst du mehrere Scheiben auf das Brot legen und merkst weder ein besonderes Geschmacksgefühl noch eine „Überdosierung" so schnell.

Light-Käse empfiehlt sich selten: er ist zwar fettreduziert und damit eigentlich gut, jedoch häufig geschmacklich so fad, dass du nur unnötig mehr nehmen wirst. Nimm also lieber die Original-Version, davon aber nicht so viel.

Harzer Käse: ist nicht für jeden etwas, sehr fettarm und mit 120cal/100g ein toller Lieferant von sehr viel Eiweiß. Eine ganze Rolle hat gerade einmal 200kcal – und ich zweifle, dass jemand die komplett essen kann. Einziger Nachteil: herstellungsbedingt enthält er fast gar kein Calcium – nur Harzer Käse ist also auch nicht gut.

Weichkäse (z.B. Camembert): sind häufig fetthaltig. Auf Grund ihrer weichen Konsistenz nimmt man auch gerne mehr als bei hartem Schnittkäse. Daher vorsichtig dosieren.

Fetakäse sowie „Käse in Salzlake": achte auf die Bezeichnung Feta oder Schafskäse, nur das ist das Original aus Schafsmilch bzw. einer Mischung von Schafs- und Ziegenmilch. Alle anderen Balkankäse, Käse in Salzlake etc. sind Imitate aus günstigerer Kuhmilch. Sie haben nicht den typischen Geschmack und schmecken meist fad. Gemeinsam ist ihnen, dass sie keine Rinde haben und sie in einer Salzlake reifen. Also lieber das nur wenig teurere Original nehmen und dafür das gute Aroma genießen.

Mozzarella: gehört zur Gruppe der Pasta-Filata-Käse. Hierbei wird die Milch zunächst dickgelegt und der so entstehende Käsebruch mit heißem Wasser übergossen. Damit schmilzt der Käse quasi und erhält seine weiche Konsistenz. Nach diesem kurzen Prozess ist der Käse schon verzehrfertig – er muss also nicht reifen. Das Aroma ist dementsprechend bei Mozzarella aus Kuhmilch auch wenig spektakulär. Nimm lieber das italienische Original aus Büffelmilch. Denn die Büffel geben eine viel geschmacksintensivere Milch und der Mozzarella schmeckt deutlich besser. Auch hier lässt sich schön ein eigener Blindverkostungstest durchführen. Du wirst begeistert sein wie gut der Büffelmozzarella schmeckt und nie wieder etwas Anderes essen! Er ist etwas teurer doch seinen Aufpreis auf jeden Fall wert.

Sahne etc.: Sahne, Creme fraiche & Co. sind sehr fetthaltige Milchprodukte, die häufig zum Verfeinern von Saucen etc. eingesetzt werden. Sahne hat 300 kcal/100g, damit hat ein Becher von 250g rd. 750kcal! Verwende daher lieber saure Sahne. Die ist mit 120 kcal/100g viel schlanker und kann die Sahne häufig kompensieren. Noch einfacher und leichter geht es, wenn du in Rezepten Sahne durch Milch ersetzt. Das klappt häufig erstaunlich gut.

Fleisch und Wurst

Fleisch lässt sich grundsätzlich in weißes Fleisch – also Geflügel – und rotes Fleisch (Rind, Schwein, Wild) unterteilen.

Grundregel ist: Kaufe hochwertiges und mageres Fleisch!

Die Tiere bestehen nach der Zerlegung aus sehr unterschiedlichen Teilstücken, die unterschiedliche Eigenschaften haben. Einige sind sehr mager (z.b. Geflügelbrust, Schweinelende). Andere sind mit Fett durchwachsen (z.b. Nackensteak) und von Fett umgeben (z.b. Hähnchenkeule, Eisbein). Desweiteren haben sie teilweise kurze Fasern und eignen sich zum kurzen Anbraten (z.b. Rinderfilet). Andere haben lange Fasern und müssen daher lange geschmort werden, bis die Fasern mürbe und gut kaubar sind (z.b. Falsches Filet).

Entscheidend für eine gute Ernährung ist daher die Auswahl der richtigen Teilstücke aus dem umfangreichen Fleischsortiment. Darum ist eine Kenntnis der wichtigsten Teilstücke sinnvoll. **Am besten gehst du für eine Live-Betrachtung in einen größeren Supermarkt und schaust dir die Teilstücke im Kühlregal einmal an.** Somit bekommt du einen direkten Bezug von den hier beschriebenen Teilen zu den im Laden angebotenen Produkten und kannst zukünftig ganz einfach die richtigen Lebensmittel auswählen.

Schwein – das beliebteste Fleisch der Deutschen

- Nacken: Der Nacken ist intensiv mit Fett durchwachsen und wird gerne zum Grillen oder als Nackenkassler verwendet.
- Schulter: auch Bug oder Schaufel genannt. Wird v.a. für Braten bzw. Rollbraten oder auch Vorderschinken genutzt. Das Fleisch hat grobe, lange Fasern und ist von Sehnen durchzogen – muss daher lange gegart werden, um es mürbe und gut kaubar zu machen. Der Fettgehalt liegt bei ca. 10%.
- Stielkotelett: ein Teil des Schweinerückens, der für Schweinesteaks und Rippchen genutzt wird. Das Fleisch ist zart und feinfaserig.
- Filetkotelett: der besonders zarte und feinfaserige Teil des Schweinerückens mit einem geringen Knochenanteil. Sehr gut zum Grillen und Braten.
- Filet: auch Lende genannt. Das beste Stück des Schweins mit magerem, saftigem und zarten Fleisch. Wird gerne zubereitet als ganzes Filet oder in Scheiben geschnitten als Schweinemedaillons.
- Keule: auch Schinken/Schlegel genannt und besteht aus den Teilstücken Oberschale, Unterschale, Hüfte und Nuss. Aus der Oberschale stammt mageres und zartes Fleisch für Steaks, Cordon bleu, Roh- und Kochschinken. Die Unterschale und Hüfte hingegen sind weniger feinfaserig und werden daher v.a. für Schweinebraten genutzt.
- Eisbein/Haxe: stark mit Fett durchwachsen und von einer Fettschicht umgeben. Es kann gegrillt, geschmort oder gekocht werden.
- Bauch: dieses Stück ist mit Fett durchwachsen und mit Rippen durchzogen. Diese Rippchen/Spare Ribs werden gerne zum Grillen verwendet, enthalten jedoch nur wenig hochwertiges Fleisch. Auch der Bauchspeck besteht quasi komplett aus Fett.

Rind – Platz 2 in Deutschland

- Roastbeef/Lendenbraten: eines der zartesten Stücke des Rindes. Es ist sehr feinfaserig und daher gut zum Grillen und Kurzbraten geeignet. Aus dem Roastbeef werden die klassischen Steaks wie Rumpsteak, Entrecote, T-Bone-Steak oder Porterhouse-Steak geschnitten.
- Filet: mit 3-4,5% Fett sehr mager und kurzgebraten ein besonderer Genuss. Es ist sehr zart und feinfaserig.
- Bug/Schulter: lange Fasern, braucht eine lange Garzeit, um weich zu werden, daher v.a. für Sauerbraten, Gulasch oder Geschnetzeltes genutzt. Das Falsche Filet ist ein Teilstück der Schulter. Es ist von einer kräftigen Sehne durchzogen und muss daher länger geschmort bzw. gekocht werden.
- Brust: von einer Fettschicht überzogen und stark durchwachsen. Wird v.a. für Eintöpfe und Suppen genutzt, die eine lange Garzeit benötigen.
- Keule: hochwertiges, zartfaseriges Fleisch. Besteht aus Kugel/Nuss, Ober- und Unterschale. Ideal für große Braten oder auch Rouladen, Fondue, Gulasch und Geschnetzeltes.
- Hüfte: ein Teil der Rinderkeule. Der Hüftdeckel wird auch Tafelspitz genannt. Das Fleisch ist zart und saftig.

Geflügel (weißes Fleisch)
Mit Geflügel werden verschiedene Vogelarten gemeint, die wir verzehren können. Das Geflügel gilt stets als besonders gesund und mager. Das betrifft jedoch nur das Brustfilet von Pute und Hähnchen. Andere Teilstücke und vor allem Enten und Gänse sind deutlich fetter.

Bei uns sind vor allem Hähnchen und Pute von Bedeutung, die in die folgenden Teilstücke zerlegt werden:
- Brust: der wertvollste Teil, der aus dem Außen- und dem zarteren Innenfilet besteht. Geringer Fett- und hoher Eiweißgehalt. Ideal zum Grillen oder Schmoren in

der Pfanne oder für Steaks, Geschnetzeltes sowie Gulasch
- Keule: teilweise auch Schenkel/Schlegel genannt, bestehen aus Unter- und Oberkeule – also die Beine des Tieres, häufig auch mit Rückenstück, d.h. einem Teil Fleisch aus dem Oberkörper. Meist wird die Keule mit Haut angeboten, die beim Braten schön knusprig wird – aber zum Großteil aus Fett besteht. Die Haut solltest du daher abziehen und entsorgen.
- Flügel: manchmal auch Chicken Wings genannt. Sie enthalten nur sehr wenig Fleisch, mehr Knochen und viel fettige Haut. Daher werden sie häufig intensiv mariniert und knusprig gegrillt. So kannst du sie essen, ernährungsphysiologisch jedoch eher geringwertig.

Häufig hört man, dass Pute besser als Hähnchen sei. Dies betrifft nur bestimmte Teilstücke. Wenn du gerne Hähnchenhaut von einem Grillhähnchen verzehrst, dann nimmst du quasi pures Fett zu dir – das ist natürlich nicht gut. Wenn wir Hähnchenbrustfilet und Putenbrustfilet vergleichen, so haben beide identische Kaloriengehalte. Und beim Geschmack ist Hähnchen häufig im Vorteil: das Fleisch ist saftiger und aromatischer als Pute, die meist etwas faseriger und trockener wahrgenommen wird. Ich bevorzuge daher eindeutig Hähnchen!

Ente und Gans verfügen über sehr fettreiches und schwer verdauliches Fleisch. Du solltest sie daher nur sehr selektiv essen. Wenn du sie verzehrst, dann bevorzuge auch hier die mageren Teilstücke (wie die Brust) und entferne sichtbares Fett.

Was ist besser? Geflügel oder Schwein und Rind?
Wenn du niedrig-energetisches Fleisch wie die eben beschriebene Hähnchenbrust mit Schweineschnitzel (natur, unpaniert) und Rinderlende vergleichst, so sind sich diese

bzgl. Kalorien- und Fettgehalt, Eiweißanteil sowie Vitaminen ebenfalls nahezu ebenbürtig. Da gibt es also keinen Vorteil für helles Fleisch.

Allerdings gibt es gewisse Diskussionen zu rotem Fleisch, die besagen dass ein zu hoher Verzehr Gicht auslöst und das Krebsrisiko erhöht (v.a. Rindfleisch). Die Untersuchungen hierzu sind noch nicht endgültig abgeschlossen, es scheint jedoch eine Präferenz für helles Fleisch zu geben.

Paniertes Fleisch – wie das Wiener Schnitzel - ist nicht zu empfehlen: Die Panade aus Mehl und Ei hat schon im Rohzustand viele Kalorien. Gleichzeitig saugt sie sich beim Braten oder Frittieren voll mit Fett wie ein Schwamm. Ab und zu OK, kein Gericht für jeden Tag.

Wurst & Fleischprodukte
Die Deutschen essen sehr gerne Wurst – rd. 30g kg pro Jahr. In dieser Kategorie gibt es sehr große Unterschiede bezüglich des Nährwertes der einzelnen Produkte. Bedingt ist dies vor allem durch den unterschiedlichen Fettgehalt. Vielen ist das gar nicht bewusst, weil du den Fettanteil z.B. in einer Leberwurst gar nicht siehst. Bei einem Schinken mit Fettrand ist es offensichtlich, bei Produkten mit feiner Konsistenz nicht. Daher ist die Grundregel: je weniger du das natürliche Fleisch in seiner Originalstruktur siehst und je homogener bzw. feiner und cremiger die Masse ist – desto mehr Fett enthält sie.

Kochschinken, Braten & Co.: Produkte wie Kochschinken, Schweinebraten und Kassler werden aus dem ganzen Fleischstück geschnitten bzw. aus Fleischteilen zusammengesetzt. Damit haben sie einen Kaloriengehalt von 100-120kcal/100g und sind ein gutes Produkt. Der Name rührt

davon, dass der ganze Schinken gekocht wird, um verzehrfertig zu sein.

Bierschinken, Mortadella etc. (Brühwürste): Mit 800
Sorten ist diese Kategorie riesig und sehr vielseitig. Wichtige
Vertreter sind Bockwurst, Mortadella, Fleischwurst, Wiener
Würstchen, Nürnberger Würstchen, Jagdwurst und Bierschinken. Sie alle vereint der grundsätzliche Produktionsprozess. Fleisch und Speck werden vorzerkleinert, dann mit
Eis, Salz und Gewürzen gemischt und in einem Kutter ge-
nannten Gerät feinzerkleinert. Das so entstandene Wurst-
brät ist eine homogene Masse mit pastöser Konsistenz, die
abgefüllt und gegart wird, um das Produkt haltbar zu machen.

Bierschinken: Beim Bierschinken kannst du noch sehen wie
einzelne Fleischstücke in einer homogenen Masse integriert
sind. Daher ist das Produkt mit 170 kcal auch halb-gut. Es
enthält – je nach Qualität und Sorte – noch einen gewissen
Anteil an hochwertigem Magerfleisch, also das Fleisch, dass
du siehst. Die homogene Masse drumherum ist das oben
beschriebene Brät aus Fleisch und Speck. Grundregel: je
mehr Fleischstücke du siehst, desto besser ist das Produkt.

*Mortadella, Lyoner, Gelbwurst, Weißwurst, Fleischwurst, Jagdwurst
etc:* Diese Wurstwaren bestehen nur noch aus der homogenen Fleischmasse. Damit steigt der Kalorienwert erneut auf
rd. 300 kcal. Im Gegenzug zum steigenden Energiegehalt
sinkt im übrigen der Preis. Diese Wurst ist häufig viel günstiger als der hochwertige Schinken aus Muskelfleisch. Denn
das verwendete Fleisch ist geringwertiger, weil es fettiger ist
und man Teilstücke aller Form und Größe verwenden kann.
Da eh alles fein zerkleinert wird, ist es auch egal wie schön
die Rohstoffe vorher aussahen.

Leberwurst, Teewurst, Blutwurst etc. (Kochwürste): Diese Gruppe der Kochwürste umfasst rd. 350 Sorten. Sie werden aus vorerhitztem Fleisch hergestellt, das mit Innereien, Speck und Gewürzen gemischt und nochmals auf 80-90 Grad erhitzt wird – daher werden sie Kochwürste genannt. Durch den Fettgehalt von rd. 18% liegt der Kalorienwert bei rd. 230 kcal. Also sparsam dosieren.

Geräucherte & getrocknete Schinken: Hier gibt es klassisch deutsche Produkte wie Schwarzwälder Schinken und Westfälischer Schinken. Aber auch südeuropäische Varianten wie Parmaschinken, Südtiroler Alpenschinken und Serrano – in Summe über 100 Sorten. Für diese Produkte wird meist die Keule des Schweins mit Fettauflage genommen und das Produkt gesalzen. Danach wird es aufgehängt und getrocknet oder auch geräuchert. Damit entsteht ein spezielles delikates Aroma. Die Fettauflage ist notwendig, damit das Produkt bei diesem Prozess nicht austrocknet. Beim Essen ist es nicht mehr erforderlich, da der Hauptgeschmack nun im Fleisch steckt. Also entferne die sichtbare weiße Fettauflage und du hast ein schlankes Produkt mit rd. 120 kcal.

Ein schönes Produkt sind weiterhin magere Schinkenwürfel. Diese haben im Gegensatz zu den klassischen Schinkenwürfeln einen deutlich reduzierten Fettanteil und sind damit ideal für die leichte Küche. Durch die vorherige Trocknung und Räucherung sind sie sehr aromatisch. Wenn du sie in der Pfanne anbrätst, entfaltet sich ein toller Duft.

Salami, Cervelat & Co. (Rohwürste): Die Salami ist der Energiespitzenreiter bei den Wurstwaren mit 300-400 kcal. Dies ergibt sich durch zwei Faktoren. Zum einen wird eine Salami lange getrocknet und verliert dadurch Wasser. Somit ist sie energiedichter. Zum anderen sind die Rohstoffe von fetthaltigen Fleischstücken bestimmt – eine essfertige Salami hat einen Fettanteil von rd. 30%. Je nach Sorte kannst du sogar das Fett sehen. So gibt es italienische Salami mit großen Fettstücken und auch deutsche Varianten mit kleineren Fettstücken. Aber auch wenn du keine Fettstücke siehst, so hat die Salami genau soviele Kalorien. Das Fett ist dann nur wieder – wie oben bereits erläutert – mit dem Fleisch zusammen so lange zerkleinert worden bis es nicht mehr stückig ist. Mit ein paar Salzen kann man bei der Rötung ggf. noch etwas nachhelfen und schon ist das das enthaltene Fett gar nicht mehr sichtbar. Es gibt rund 500 verschiedene Varianten dieser Rohwurst. Der Name ergibt sich dadurch, dass rohes Fleisch und Speck zerkleinert und in Därme gefüllt werden. Dann reifen sie zwischen 10 Tagen und mehreren Monaten. Durch die dabei vollzogene Austrocknung werden sie schließlich schnittfest und haltbar.

Aspikprodukte: In Aspik (=Gelee) eingelegtes Fleisch hingegen ist generell kalorienarm. So z.b. Corned Beef mit 120 kcal. Hier wird hochwertiges Rindfleisch mit Aspik verarbeitet. Aber auch Produkte wie Sülzkotelett – Schinkenstück mit Ei, Karotte und Gurken in Aspik – sind zu empfehlen.

Geflügelwurst
Geflügelwurst wird häufig als leichte Alternative vermarktet. Sie ist nicht per se kalorienärmer. Es gibt auch hier sehr große Unterschiede, denn in zahlreichen Produkten wird neben magerem Filet auch noch die Haut oder pures Hühnerfett mit verarbeitet.
So ist eine Geflügelfleischwurst vom Kaloriengehalt her identisch mit einer „normalen Fleischwurst". Und eine Geflügelsalami enthält so viel Fett wie eine reguläre Salami von Schwein und/oder Rind.

Empfehlenswerte Produkte sind auch hier die Produkte, bei denen du das Fleisch in seiner Originalstruktur sehen kannst, also

- Hähnchenbrust, Putenbrust; gerne auch geräuchert oder
  mariniert
- Brustfiletstücke in Aspik

Die Herkunft von Geflügel und Fleisch lässt sich stets besser analysieren: Mit der F Trace App für das i-Phone kannst du z.b. Frischgeflügel von Aldi nachvollziehen. Auf der Rückseite der Verpackung befindet sich ein QR-Code, den du mit dem Handy scannen kannst. Und schon erfährst du, in welchem Landkreis das Tier gemästet und wo es geschlachtet wurde. Gleichzeitig wird noch mitgeteilt, wann es verarbeitet wurde und du erhältst zusätzlich weiterführende Informationen über das integrierte Produktionssystem.

Fisch

Fisch gilt allgemein als gesund, es gibt jedoch große Unterschiede im Kaloriengehalt, vor allem bedingt durch unterschiedlich hohe Fettanteile. Das Fett ist allerdings besonders reich an wertvollen mehrfach ungesättigten Fettsäuren. Das Protein ist biologisch hochwertig und leicht verdaulich. Zudem werden Vitamin A und D sowie Jod geliefert.

Grundsätzlich können Fische in See- und Süßwasserfische unterteilt werden. Die erste Gruppe lebt im salzigen Meer. Die Süßwasserfische vor allem in Seen.

Zusätzlich können die Fische nach dem Fettgehalt in zwei Gruppen unterschieden werden:
- Magerfische mit 1-3% Fettgehalt: sie haben meist ein helles, weißes Fleisch. Das sind zum Beispiel bei den Seefischen Kabeljau, Seelachs, Alaska-Seelachs und Scholle. Bei den Süßwasserfischen ist es die Forelle. Der Kaloriengehalt liegt dann bei 60-120 kcal/100g.
- Fettfische mit bis zu 20% Fettgehalt: Hierzu gehören unter anderem Lachs, Hering, Makrele und Heilbutt.

Nun könnte man ganz einfach sagen: lieber nur Magerfische essen. Das Problem ist, dass Magerfische häufig auch mager schmecken. Sie sind relativ fade und müssen angebraten bzw. mit Saucen kombiniert werden. Das relativiert den niedrigen Energiewert dann wieder. Zum anderen enthalten die Fettfische viele gesunde Fettsäuren – unter anderem das bekannte Omega 3-Fett. Insofern ist auch der Verzehr von Fettfisch eine sinnvolle Ergänzung im Speiseplan.

Frisch- und Tiefkühl-Fisch
Die Zubereitung von frischem Fisch ist aufwändig. Du musst ein frisches Filet kaufen – das gibt es nicht überall – und solltest es auch wegen der Verderblichkeit zügig verarbeiten. Guter Fisch wird häufig in entlegenen Regionen gefangen, so zum Beispiel hoch im Norden im Eismeer, hier ist die Natur unbelastet und weit weg von schmutziger Industrie. Dementsprechend lange sind die Fangschiffe bis zum nächsten Hafen unterwegs. Daher ist Tiefkühlware eine sehr gute Alternative. Hierbei wird der Fisch innerhalb weniger Stunden nach dem Fang direkt auf See noch auf dem Fangschiff ausgenommen, filetiert und sofort eingefroren – frischer geht es nicht. Ein „Frischfisch" hingegen, der bei uns in der Fischtheke liegt, kann schon einmal 7 Tage alt sein. Es dauert bis das Schiff den nächsten Hafen anläuft, der Fisch verkauft und dann bis in deine Stadt transportiert worden ist.

Des Weiteren gibt es bei Fisch schöne Halbfertig- bzw. Fertigprodukte im Tiefkühlschrank, die du einfach zubereiten kannst. Gerade bei so sensiblen und komplizierten Lebensmitteln wie Fisch ist das eine sehr gute Option. Gute Empfehlungen sind hierbei
- Schlemmerfilet: Fischfilet wird mit einer Auflage aus Kräutern, Käse etc. versehen. Aber Achtung: je nach Sorte kann der Kaloriengehalt je 100g zwischen 80 und

200 kcal schwanken! Beachte daher die Angabe auf der Packung
- Schollenfilet gefüllt
- Fisch im Backteig: hat zwar 200 kcal/100g, ist jedoch ein sehr leckeres Fischgericht

Garnelen, Muscheln und andere Meeresfrüchte
Diese Fischprodukte sind nicht jedermanns Geschmack. Ich beschränke mich daher v.a. auf die Garnelen, die wir umgangssprachlich häufig Krabben nennen. Das ist falsch, denn Krabben sind eigentlich kleine Krebse. Richtig ist es von Garnelen zu sprechen.
- Nordseegarnele: der Klassiker von der Nordsee. Sehr klein und dunkel, aber eine wahre Delikatesse mit festem Fleisch.
- Eismeergarnelen (Pandalus borealis): Diese etwas größeren Garnelen werden im hohen Norden in großen Tiefen gefangen. Auf Grund der niedrigen Temperaturen und der widrigen Umfeldbedingungen im Eismeer wachsen sie langsamer. Dafür sind sie umso aromatischer und schön fest im Fleisch.
- Alle anderen Garnelen – ob klein oder groß – stammen aus Aquakultur und damit Fischzucht in Südostasien. Die Bedingungen während der Aufzucht sind sowohl von der Hygiene her als auch der Behandlung von Arbeitern und Umwelt häufig zweifelhaft. Um den maximalen Ertrag zu erzielen werden sehr viele Garnelen in kleinen Becken mit wenig Frischwasseraustausch gezüchtet. Durch die Wärme wachsen sie schnell. Im Ergebnis ist der Geschmack dann häufig enttäuschend. Ich rate daher eher von diesen Produkten ab. Die Herkunft der Garnelen muss auf der Verpackung vermerkt sein – mehr dazu siehe unten – insofern kannst du selber informiert entscheiden.

Räucherfisch

Geräuchert werden vor allem Lachs und Forelle. Daneben noch vereinzelt Lachsforelle, Heilbutt und Makrele. Der Räucherlachs hat einen gigantischen Aufstieg genommen. Das einstige Luxusprodukt, das man nur zu Feiertagen gegessen hat, ist heute in jedem Discounter das ganze Jahr zu günstigen Preisen verfügbar. Schaue dir den Fisch in der Packung genau an. Er ist rötlich gefärbt durch seine Nahrung. Doch zwischen dem roten Fleisch siehst du häufig auch eine weiße Marmorierung – das ist pures Fett. Achte also darauf, dass möglichst wenig weißer Anteil im Lachs ist. Umso weniger Fett enthält er – und umso bekömmlicher ist er auch. Trotzdem hat Räucherlachs rd. 200 kcal/100g.

Die Forelle enthält mit 120 kcal deutlich weniger Kalorien. Hier ist es wichtig auf den Ort zu achten, an dem sie gezüchtet wurde. Ich glaube persönlich, dass Fische aus nördlichen Klimazonen besser schmecken, da sie langsamer gedeihen. Ich bevorzuge daher Forelle aus Aquakultur in Deutschland und Dänemark und lasse Produkte z.b. aus der Türkei eher liegen.

Eingelegte und marinierte Fischprodukte
Ein in Essig sauer eingelegter Hering (Rollmops, Bismarckhering) hat rd. 170 kcal. Je nach Saison schwankt der Fettgehalt stark, da die Fische unterjährig lange Hungerperioden haben und dabei ihr Körperfett stark abbauen.

Wenn du nun den Klassiker „Hering in Sahnesauce" verzehrst, dann nimmst du schon 330-350 kcal/100g zu dir. Eine kleine Portion hat es also ganz schön in sich.

Fischkonserven
In Deutschland werden hauptsächlich Hering und Thunfisch aus Konserven verzehrt.

Der Hering in Tomatensauce bringt es auf rd. 200 kcal/100g. Haupttreiber hier ist der Fettgehalt von rd. 13%, der aus dem Fisch und teilweise aus öliger Sauce kommt. Andere Saucen kommen auf vergleichbare Werte. Eine Dose mit 250g liefert also rd. 500 kcal.

Beim Thunfisch gibt es zwei Welten: den Thunfisch natur in eigenem Saft und Wasseraufguss – und den Thunfisch in Öl. Empfehlenswert ist v.a. der Thunfisch natur. Dieser liefert dir das wertvolle Fischeiweiß und auch noch die hochwertigen Fettsäuren aus dem Fisch. Bei der Variante in Öl wird häufig billiges Pflanzenöl zugesetzt, das du nicht brauchst. Zugleich verdoppelt sich der Kaloriengehalt von 100 auf 200 kcal/100g.

Qualitätssiegel für Fisch
Beim Einkauf deiner Fischprodukte solltest du darauf achten, dass sie das MSC-Siegel tragen. MSC steht für Marine Stewardship Council und umfasst ein Set von Regeln, an das sich der Erzeuger des Produktes gehalten hat, um die Auszeichnung zu bekommen. Viele Fischbestände in freier Wildbahn sind heute überfischt und drohen ausgerottet zu werden. Mit dem MSC-Siegel werden Produkte gekennzeichnet, die bestandsschonend gefischt werden. Der Zustand der Fischbestände (Gibt es genug, um zu fischen?), der Einfluss der Fischerei auf das Ökosystem und auch die verwendeten Fangtechniken wurden von unabhängigen Experten geprüft und als gut beurteilt.

Die Herkunft von Fisch kannst du inzwischen sehr gut nachvollziehen. Die Händler haben eine sehr hohe Transparenz geschaffen, die über die gesetzlichen Erfordernisse weit hinausgeht. Häufig reicht schon ein Blick auf die Rückseite einer Verpackung, um sehr viel herauszufinden.

- Ist der Fisch aus Wildfang oder aus Zucht? Der wilde Fisch wird entweder im freien Meer oder in Seen gefangen. Bei Zuchtprodukten – die auch Aquakultur genannt werden – wird hingegen der Fisch wie in der normalen Tierhaltung als Jungtier gezüchtet und dann bis zur Schlachtreife gemästet.
- Herkunft: Bei Zuchtfisch wird weiterhin das Land genannt, in dem der Fisch gezüchtet wurde (z.B. Norwegen). Bei Wildfisch hingegen das Fanggebiet im Meer (sogenannte FAO-Nr.). Die Weltmeere sind von der FAO in Gebiete eingeteilt worden, somit kannst du genau sehen, wo der Fisch gefangen wurde.
- Fangmethode: Wurde der Fisch geangelt oder mit Schleppnetzen gefangen? Hier wird die Methode angegeben.
- Fangdatum: Wann wurde der Fisch gefangen. Teilweise wundere ich mich wie alt die Fische sind, v.a. wenn du Tiefkühlware kaufst. Doch die Tiefkühlung schützt sie vor Verderb.
- Fangschiff, Anlandehafen, Verarbeitungsbetrieb: Manchmal wird der Name des Schiffes angegeben, der Hafen, auf dem das Produkt an Land gebracht wurde oder auch weitere Informationen zu Verarbeitungsbetrieben.
- Bei Penny wird zum Beispiel auf der Verpackung ein zehnstelliger Tracking-Code angegeben. Wenn du diese Kombination aus Zahlen und Buchstaben unter www.penny.de/fisch eingibst, so kannst du dein Fischprodukt sehr transparent nachverfolgen. Das finde ich lobenswert!

Eier

Lange wurden Eier wegen ihres hohen Cholesteringehalts und den daraus folgenden potenziellen Herz-Kreislauf-Problemen negativ bewertet. Der neueste Stand der Wissenschaft ergibt, dass gesunde Menschen das Cholesterin aus dem Ei wunderbar verarbeiten können – sie drosseln ganz einfach die körpereigene Cholesterinproduktion und alles gleicht sich ganz natürlich aus.[51] Eier sind ein wichtiges Nahrungsmittel, v.a. wegen ihres hohen Gehaltes an hochwertigen Proteinen. Das Eier-Eiweiß hat die höchste biologische Wertigkeit aller Lebensmittel und kann besonders gut vom Körper für eigene Proteine verwertet werden. Zusätzlich enthalten Eier fast alle Vitamine (besonders hoch ist Anteil an Vitamin D und B12) sowie viele Mineralstoffe.

- Der Nährwert beträgt 150 kcal je 100g.
- In Deutschland werden die Hühnereier in vier Gewichtsklassen eingeteilt:
-

Gewichtsklasse	Beschreibung	Gewicht
S	Klein	Unter 53g
M	Normal	53-63g
L	Groß	63-73g
XL	Sehr groß	73g und mehr

Herkunft: Bei Eiern gibt es ein vorbildliches System zur Herkunftserläuterung. Auf jedem Ei ist ein Code aufgedruckt, der z.B. 0-DE-1234567 lautet. Die erste Zahl steht für die Haltungsform der Hennen:
- 0: Biohaltung: Freilandhaltung mit Futter aus ökologischem Anbau
- 1: Freilandhaltung: neben dem Stall hat jedes Huhn einen Mindestauslauf von 4qm

---

51
http://www.ndr.de/ratgeber/gesundheit/ernaehrung/cholesterin11 3.html

- 2: Bodenhaltung: die Hühner können sich im Stall frei bewegen
- 3: Käfighaltung bzw. Kleingruppenhaltung in Legebatterien (nahezu nicht mehr verbreitet dank Verbraucherprotesten)

Aus den folgenden zwei Buchstaben kannst du das Herkunftsland erkennen, DE steht hier für Deutschland. Und die darauf folgende 7-stellige Nummer identifiziert den Betrieb, in dem die Legehennen das Ei gelegt haben. Unter http://www.was-steht-auf-dem-ei.de/nc/home/was-steht-auf-dem-ei/ kannst du die Nummer eingeben und erfährst genau, bei welchem Bauer in welchem Ort deine Eier gelegt wurden.

Butter, Öl und Fett

Butter vs. Margarine: Lange Zeit war Butter sehr verrufen und Margarine hoch im Kurs. Heute ist man etwas schlauer. Butter ist ein natürliches Nahrungsmittel, das pur aus dem Rahm der Milch gewonnen wird – durch einfaches Zentrifugieren (= Schleudern). Es werden keinerlei Zusatzstoffe zugesetzt, somit ist die Butter ein reines Naturprodukt.

Margarine hingegen besteht aus Ölen, die eigentlich flüssig sind. Die Hersteller müssen das Öl also mit diversen Verfahren hart und streichfähig machen. Somit ist es kein Naturprodukt, sondern ein chemisch umgebautes Erzeugnis. Gerade die gehärteten Fette sind sogar schädlich für die Gesundheit.

Weiterhin entscheidend ist, welche Öle in der Margarine verwendet wurden. Häufig ist dies nicht deklariert oder die Bezeichnung führt in die Irre. So enthält eine Bertolli Olivenöl-Margarine nur 7% Olivenöl und 90% andere Fette. Wenn eine Margarine auf Basis von Raps und Olive hergestellt wird, ist sie als gut zu bewerten. Häufig werden jedoch auch Kokos, Soja und Palmfett verwendet, da diese Rohstoffe wesentlich günstiger sind. Auf der Margarine wird das nicht angegeben.

Halbfettmargarine kann überhaupt nicht empfohlen werden: sie bestehen neben den Ölen aus Wasser. Die Verbindung beider Bestandteile geht chemisch eigentlich gar nicht, also müssen Emulgatoren helfen, damit sich beide Elemente verbinden.

Die gute Presse für Margarine und die schlechte für Butter ist v.a. das Ergebnis einer exzellenten Lobbyarbeit, die große Nahrungsmittelkonzerne für ihre Produkte genutzt haben. Heute sieht man Butter wieder deutlich positiver.

Meine Empfehlung ist daher – auch auf Grund des feinen Eigengeschmacks – lieber Butter zu verwenden. Da stellt sich die Frage, welche Butter die beste ist. Die Universität Gießen hat die 10 beliebtesten Buttermarken Deutschlands untersucht. Im Ergebnis konnte sich Kerrygold bei Betrachten aller Inhaltsstoffe deutlich von anderen Marken absetzen.[52] Die Erklärung: Die irischen Kühle stehen bis zu 310 Tage im Jahr auf der Weide - in Deutschland nur von Mai bis September. Dort fressen sie frisches, vitaminreiches Gras, das deutlich gehaltvoller als das Stallfutter ist. Damit führt Kerrygold beim Omega-3-Wert. Zugleich hat die irische Butter einen weiteren unschlagbaren Vorteil: sie ist sofort streichfähig – auch wenn sie aus dem Kühlschrank kommt! Daher lässt sie sich sehr gut dosieren und du nimmst nicht zuviel, wenn du versuchst von einem kühlschrankharten Klotz abzuschneiden.

---

[52] http://www.kerrygold.de/weidemilch/was-ist-an-kerrygold-butter-anders-butterstudie.html

Eine weitere gute Alternative sind Mischungen aus Butter und Rapsöl (z.b. Kerrygold, Arla Kaergarden). Diese sind direkt aus dem Kühlschrank leicht streichbar. Zudem werden sie in praktischen Schalen mit Deckel angeboten und haben nicht die unhandliche Form des Butter-Rechteckes. Mit ihrem feinen Buttergeschmack finde ich sie aromatisch sehr überzeugend. Im Gegensatz zu Margarine kommen sie auch ohne Emulgatoren aus, es sind reine Produkte aus Butter und Öl.

Dieses Butterprodukt kannst du universal nutzen
- als Brotaufstrich
- zum Backen
- zum Kochen in der Pfanne (nicht zu heiß erhitzen) und im Topf.

Pflanzliche Öle brauchst du dann fast gar nicht mehr. Und wenn doch, so bin ich ein Fan von gutem Olivenöl. Wer den Eigengeschmack nicht mag, kann auch Rapsöl aus heimischem Anbau nehmen. Das ist von den Inhaltsstoffen her ebenbürtig.

Bei allen Fetten und Ölen solltest du den Kaloriengehalt im Kopf haben. Bei 700 kcal/100g für Butter und 900 kcal/100ml für Öle zählt nahezu jedes Gramm!

Brotaufstrich

Konfitüre/Marmelade
Keine Light-Konfitüre nehmen: Die schmecken nicht und du wirst davon so viel auf das Brot schmieren, dass du gleich eine richtige nehmen kannst.

Kaufe lieber eine gute Konfitüre mit hohem Fruchtanteil (mind. 60%, besser 70-75%). Je mehr Frucht, desto weniger Zucker ist enthalten. So liegt eine Konfitüre mit hohem

Fruchtanteil bei rd. 170 kcal, während eine sehr stark mit Zucker gesüßte Variante schon 240 kcal aufweisen kann. Außerdem ist das Produkt mit mehr Frucht hochwertiger und schmeckt besser.

Nutella & Co.

Der Kaloriengehalt entspricht dem von Schokolade (500 kcal/100g). Denn das ist es ja auch: eine pastöse Schokoladenmasse, die du aufs Brot streichen kannst. Die Nutella-Gläser erreichen immer größere Dimensionen (800g etc.) und verführen damit zur Maßlosigkeit. Wenn du es schon essen möchtest, dann kaufe dir Mini-Portionen (z.b. 20g) und genieße diese ausführlich. Vermeide es auch löffelweise Nutella zu schlecken – das ist sehr lecker – führt jedoch zu intensiver Energiezufuhr, die so nebenbei passiert. Dann verzehre lieber ein gutes Stück Schokolade – und das bewusst.

Erdnusscreme: entspricht Nutella. Der Kaloriengehalt ist mit 600 kcal/100g sogar noch höher. Also wenn überhaupt, dann sehr vorsichtig dosieren.

Brot & Brötchen

Brot ist das Hauptnahrungsmittel der Deutschen. Jeder von uns isst pro Jahr rd. 85kg, das entspricht einem Brötchen und vier Scheiben Brot pro Tag – damit sind wir europäischer Spitzenreiter!

Dementsprechend groß ist auch die Sortenvielfalt: angeblich gibt es 300 Sorten Brot und 1.200 Sorten Kleingebäck in Deutschland. Hierbei gibt es auch noch große regionale Unterschiede. So ist der Norden eher von Roggenbrot dominiert während im Süden z.B. Laugengebäck sehr gerne verzehrt wird.

Brot

Grundsätzlich gibt es vier Kategorien von Brot: Roggenbrote, Weizenbrote, Mischbrote und Vollkorn- bzw. Spezialbrote.

- Roggenbrote werden aus mind. 90% Roggenmehl und meist mit Sauerteig hergestellt. Daher haben sie einen kräftigen Geschmack, der aromatisch-säuerlich ist. Da Roggenmehl etwas dunkler als Weizenmehl ist, sind Krume (das Brotinnere) und Kruste in der Regel dunkel. In der Regel sind sie grobporig.
- Weizenbrote (Weißbrote) werden aus mind. 90% Weizenmehl hergestellt. Teilweise werden geringe Mengen Milch, Fett oder Zucker zugesetzt. Sie haben eine helle Krume und goldbraune Kruste, daher nennt man sie auch Weißbrote. Der Teig wird durch Hefe gelockert, dadurch schmecken sie mild, bei hohem Krustenanteil auch aromatisch. Die Varianten reichen vom französischen Baguette über Kastenweißbrot bzw. Toastbrot bis zum runden Weißbrot.
- Mischbrote sind die beliebtesten Brote in Deutschland. Sie werden aus Roggen- und Weizenmehl in verschiedenen Mischungsverhältnissen hergestellt und der Teig mit Sauerteig und/oder Hefe gelockert. Je nach der überwiegend verwendeten Mehlsorte heißen sie Roggen- bzw. Weizenmischbrote. Der Geschmack reicht von mild bis würzig. Es gibt Krustenbrote – wie das runde Schwarzwälder – oder auch Doppelback für besonders kräftige Kruste. Ein normales Mischbrot besteht zu 44-50% aus Kohlenhydraten, 7% Eiweiß und 1% Fett – macht in Summe rd. 200 kcal.
- Vollkorn- und Spezialbrote bedeuten besondere Zutaten oder Backverfahren. So werden Vollkornbrote aus mind. 90% Vollkornmahlerzeugnissen hergestellt. Sie schmecken würzig-nussig oder auch kräftig-säuerlich. Bei den Spezialbroten werden andere Getreide (Haferflocken, Dinkel) oder Ölsaaten (Leinsamen, Sesam,

Kürbis- oder Sonnenblumenkerne) sowie Spezialzutaten (Zwiebeln etc.) zugesetzt. In Deutschland besonders beliebt sind die Mehrkornbrote. Hier werden neben Weizen und Roggen auch noch andere Getreide (meist Gerste oder Hafer) verwendet. Weitere Spezialbrote zeichnen sich durch das Backverfahren aus. So z.b. das Knäckebrot oder der Pumpernickel. Das Knäckebrot ist im Übrigen ein sehr schlankes Brot mit 20-40 kcal je Scheibe – und auch ein idealer Knuspersnack für zwischendurch.

Lass dich allerdings nicht von der Brotfarbe in die Irre führen. Verbreitet ist die Annahme, dass ein dunkles Brot automatisch besser ist, da es mehr gute Inhaltsstoffe enthält. Dem ist nicht so. Auch ein Vollkornbrot, das alle Getreidebestandteile komplett enthält ist eher gräulich-braun. Denn das Getreidekorn, aus dem es vermahlen wurde, ist nicht schwarz. Die dunkle Farbe kommt in das Brot, wenn der Bäcker Zuckerrübensirup, Karamellsirup, Röstmalz oder Malzextrakte zusetzt. Somit wird das Brot quasi schwarz eingefärbt – ganz legal übrigens. Bei verpacktem Brot kannst du das einfach auf der Zutatenliste nachlesen. In Bäckereien lohnt es sich einmal nachzufragen. Dann wird dir der Verkäufer zur Ansicht eine Liste aushändigen, auf der die Inhaltsstoffe aller Produkte vermerkt sind. Also lieber auf den Namen des Produktes hören und in den Zutaten nach „Vollkorn" suchen – als sich von der Farbe fehlleiten lassen.

Eiweiß- bzw. Abendbrote sind gerade der neueste Trend. Mit ihnen sollst du angeblich abends satter werden und auch abnehmen. Diese Brote sind nicht nur sehr teuer – meistens 50-100% teurer als normales Brot, sondern auch kalorienhaltiger. So hat das Eiweißbrot von Rewe 260 kcal/100g und das kommt v.a. durch den hohen Fettgehalt von 11,5g – das ist 10x so viel wie normales Brot! Dieser hohe Fettanteil wird durch die intensive Verwendung von Ölsaaten wie Soja, Körner, Nüsse oder Samen erreicht. Geschmacklich hat diese Mixtur ebenfalls wenig zu bieten. Häufig schmeckt es pappig und krümelig – jedoch nicht knusprig wie eigentlich gutes Brot munden sollte. Demzufolge nicht zu empfehlen.

Am besten für deine Ernährung sind Vollkornbackwaren, da sie alle wertvollen Bestandteile des Getreidekorns enthalten und nicht nur den weißen Kern. Somit sind sie reich an Ballaststoffen, Vitaminen und Mineralstoffen. Wenn du in deiner Ernährung viel Obst und Gemüse integrierst, so erhältst du ausreichend Ballaststoffe und Vitamine. Dann brauchst du beim Brot nicht unbedingt auf Vollkorn achten.

Brötchen, Spezialbrötchen & andere Kleingebäcke

Bei den Kleinbackwaren liegt der Kaloriengehalt je 100g bei 200-300 kcal. Vorsicht ist angesagt bei salzigen bzw. süßen Backwaren.

Der Klassiker ist das Brötchen, das je nach Region auch Semmel, Schrippe oder Wecke genannt wird. Es wird aus Weizenmehl hergestellt und längs eingeschnitten. Ernährungstechnisch bietet das Brötchen nicht viel außer hellem Mehl und Luft. Kohlenhydrate sind der einzige Bestandteil. Vitamine, Mineral- und Ballaststoffe fehlen nahezu komplett.

Roggenhaltige Brötchen wie die Berliner Schusterjungs sind häufig aromatischer und haben etwas mehr Bestandteile.

Laugengebäck wie Brezeln, Stangen bekommen durch das Eintauchen in Salzlauge ihren typischen Eigengeschmack.

Sie sind sehr aromatisch. Teilweise werden sie auch noch mit Käse bestreut.

Salzige Kleinbackwaren gibt es in zunehmend mehr Varianten. Als Knusperstange oder Mozzarellafächer – der Vielfalt sind hier keine Grenzen gesetzt. Beachte hierbei zwei Dinge:

1. je blättriger der Teig ist, desto mehr Fett ist im Teig als Margarine oder Butter zugesetzt – und damit steigt der Kaloriengehalt stark an. So haben 100g reguläres Brot 200 kcal, beim Blätterteig sind es 400 kcal.

2. Je mehr Käse auf oder Frischkäse in der Backware ist, desto kalorienhaltiger: bei Croissants mit Frischkäsefüllung oder Käsebrötchen mit dicker Käseauflage werden große Mengen Käse verarbeitet. Wenn es überhaupt richtiger Käse – und kein Analogprodukt ist – dann werden häufig geringwertige Sorten verwendet. Der Kaloriengehalt steigt stark an. So kann es eine große Käsestange schon fast mit dem Kaloriengehalt einer Pizza aufnehmen!

Kleingebäcke mit besonderen Zutaten: Diese Zutaten können drin oder drauf sein, so z.b. in Sesambrötchen, Kürbiskernbrötchen oder Müslibrötchen. Sehr schmackhaft sind diese Ergänzungen, dabei gut für die Verdauung und beinhalten wertvolle Vitamine, Mineralstoffe und Fettsäuren. Gerade die Ölsaaten haben – wie der Name schon sagt – hohe Fettanteile. Daher sind solche Zutaten immer nur zur Garnitur geeignet, du solltest sie nicht im Übermaß verzehren.

Süße Varianten sind u.a. das Rosinenbrötchen, Schwedenbrötchen, Splitterbrötchen oder die Croissants. Hier gilt die Grundregel wie bei den salzigen Backwaren in leicht abgewandelter Form:

1. je blättriger der Teig ist, desto mehr Fett ist im Teig als Margarine oder Butter zugesetzt – und damit steigt der Kaloriengehalt stark an. So haben 100g reguläres Brot 200 kcal, ein Croissant 400kcal
2. je süßer das Produkt ist, desto mehr Zucker ist zugesetzt. Zucker hat mit 400 kcal/100g einen deutlich höheren Nährwert als Brot und liefert deinem Körper nichts außer leeren Kohlenhydraten.
3. Je mehr Schokolade/Nusscreme, desto ungünstiger: Schokolade liefert dir ja mind. 500 kcal/100g und wird z.b. in Schokocroissants in großen Mengen verarbeitet – dabei schmeckt die Schokolade noch nicht einmal richtig gut. Also lieber meiden und ein richtiges Stück gute Schokolade essen

Kuchen
Bei Kuchen gibt es ebenfalls eine unendliche Vielfalt. Daher können uns hier erneut drei Grundregeln helfen:
1. je trockener der Kuchen, desto mehr Kalorien: Trocken bedeutet weniger Wasser und dadurch ist das Produkt energiedichter. Ein Marmorkuchen hat mind. 400 kcal/100g.
2. Je sahnehaltiger, desto fettiger: Sahne hat pro 100g rd. 300 kcal. Sahnehaltige Torten daher nur in Maßen, wenn überhaupt
3. je mehr Streusel, desto kalorienhaltiger: Die Grundsubstanz von Streuseln ist Butter bzw. Margarine, die sich mit Mehl und Zucker verbinden. Daher sind sie auch so lecker – aber auch sehr fetthaltig.
4. Je mehr Früchte, desto besser. Denn Früchte haben niedrige Energiewerte

Beim Verzehr von Kuchen ist ein Apfelkuchen daher viel besser zu bewerten als ein trockener Sandkuchen, ein Butterkuchen mit Zuckerguss oder eine Sahnetorte. Ein trockener Kuchen besteht v.a. aus Mehl, Zucker und Fett. Bei den fruchthaltigen Kuchen bekommst du die Ballaststoffe aus den Früchten und vielleicht sogar ein paar Vitamine und Mineralstoffe – ganz abhängig davon ob hier Konserven- früchte oder frische bzw. Tiefkühlware verarbeitet wurde.

Vorsicht ist auch beim beliebten Käsekuchen angebracht. Hier hängt es ganz vom Rezept ab wie günstig dieser für deine Ernährung ist. Wird die klassische Variante mit Ma- gerquark (65 kcal/100g) zubereitet, dann hat das Endpro- dukt rd. 200-250 kcal/100g. Nimmst du die Variante mit Frischkäse von Philadelphia etc. (der hat als Zutaten 300 kcal/100g), so explodiert auch der Nährwert deines Käse- kuchens.

Kleine süße Teilchen
Neben den großen Kuchen gibt es in den Bäckereien eine große Auswahl an kleinen süßen Teilchen. Von der Plun- derschnecke über Prasselkuchen bis zu Muffins und Donuts – der Vielfalt sind keine Grenzen gesetzt.

Viele Menschen essen „zwischendurch" so ein kleines süßes Teilchen – und haben 500kcal und damit ein Viertel ihres täglichen Bedarfs so nebenbei aufgenommen. Diese Pro- duktkategorie ist also verführerisch und gefährlich – daher am besten komplett meiden. Lieber eine richtige Mahlzeit essen und dann ergänzend eine gute Süßigkeit in kleinen Mengen genießen. Da hast du mehr davon.

Schokolade und süße Snacks

Alle Produkte aus dieser Kategorie sind Genussmittel. Das bedeutet, dass sie keine Grundnahrungsmittel sind, sondern nur zum Genuss in kleinen Mengen verzehrt werden soll- ten. Und wenn du sie zu dir nimmst, dann tue dies voller Aufmerksamkeit und Konzentration, um das Genusserlebnis auch voll wahrnehmen zu können. Nicht nebenbei, sondern ganz fokussiert! Und genauso wichtig: iss ohne schlechtes Gewissen. Denn wenn du dir beim Verzehr eines Genussmittels, das dir Glück und Zufriedenheit stiften soll, bereits negative Gedanken machst – dann führt das nur zu großer Unzufriedenheit und Depression. Lerne also den vernünftigen Umgang mit süßen Genussmitteln – und habe dann Spaß daran!

Schokolade

Ein leckeres Genussmittel, auf das wohl niemand verzichten will. Daher gilt es den Umgang damit zu lernen und zu üben. Denn eine 100g-Tafel hat 550 kcal – ein Schokoriegel rd. 300 kcal– da ist verantwortungsvolles Maß gefragt.

Auf keinen Fall solltest du daher 200g-Tafeln etc. kaufen. Besser kleinere Verpackungseinheiten besorgen. So gibt es z.b. von Lindt 40g-Schokoladensticks. Bei den Discountern gibt es 40g-Tafeln im 5er-Pack in beliebigen Sorten. Und auch von Ritter Sport gibt es Minis. Der Vorteil hier ist, dass du psychologisch im Ausnahmefall mal eine „ganze Tafel" essen kannst – die jedoch sehr klein ist. Hier gilt auch „Klasse vor Masse". Kaufe lieber eine sehr gute Schokolade und gönne dir ein kleines Stück davon – als viel von einer mittelmäßigen zu essen.

Pralinen

Klein und unschuldig kommen sie daher. Haben allerdings je Praline – abhängig von der Größe – 50-100kcal.

Gummibärchen etc.

Gummibärchen sind schön süß und helfen daher bei süßen Gelüsten. Mit 300kcal pro 100g sind sie weniger energiehaltig als Schokolade, doch durch den Zucker nach wie vor voller Kohlenhydrate. Wichtig ist auch hier die Verpackungseinheit. Von Haribo oder auch bei den Discountern gibt es große Beutel, in denen zahlreiche kleine Einzelbeutel verpackt sind. Die beinhalten auch noch viele verschiedene Sorten. So hast du nicht nur eine große Abwechslung, nein, du isst auch mit einem Beutel maximal 20-30g der Gummiprodukte. Das ist wenig und trägt zu unserem Ernährungsziel bei. Weiterer Vorteil: die Gummibärchen, Colaflaschen etc. sind in den kleinen Beutelchen deutlich kleiner als in der Originalversion. Das sorgt erneut dafür, dass du psychologisch mehr zu dir nehmen kannst.

Lakritz – v.a. Hartlakritz – ist nicht jedermanns Sache, doch eine gute Alternative. Du kannst lange darauf herumkauen und hast somit länger etwas davon. Durch den starken Eigengeschmack hörst du auch automatisch früher wieder auf mit dem Genuss.

Bonbons
Faustregel ist, dass ein Bonbon ca. 20 kcal hat. Bonbons können daher eine gute süße Alternative für zwischendurch sein. Hier gibt es eine große Vielfalt. Vom klassischen Fruchtbonbon über Karamellvarianten bis zu ganz raffinierten Kreationen wie Pfirsich-Joghurt. Allerdings nicht einfach so nebenbei verzehren, sondern aufmerksam lutschen, um die volle Süße und das Aroma zu spüren. Sonst bringt es gar nichts. Und bitte nicht zerkauen, das mögen deine Zähne gar nicht.

Chips, Salzige Snacks und Nüsse

Chips: jeder einzelne Chip hat 5kcal. Und ein Chip kommt selten allein. Wenn du also unbedingt Chips essen möchtest, dann kaufe Minibeutel von 25g. Diese haben dann immer noch 125kcal – sind jedoch ein Genuß mit definiertem Ende, damit risikofrei. Ansonsten Chips umfüllen in Schalen und nicht aus der Tüte essen. Kaufe dir hierfür schöne

Schalen, in die ca. 25-30g Chips passen – und nutze sie zur „Rationierung".

Salzige Snacks in Mehrkammerschalen empfehlen sich eindeutig besser. Diese heißen z.b. Knabber-Mix oder Knabber-Box und bestehen aus 8 verschiedenen Snack-Sorten in einzelnen Schalen. Zusammen ergibt die rechteckige Verpackung 300g – also 37,5g pro individueller Schale. Diese Verpackung stellst du auf den Kopf und kannst dann mit ein wenig Geschick und einer guten Schere die 8 Packungen voneinander trennen. Wenn du nun salzige Snacks essen möchtest, kannst du dir eine Sorte aussuchen. Das ist im übrigen ein weiterer Vorteil: es gibt 8 verschiedene Sorten in jeder Packung – also ist eine tolle Abwechslung garantiert. Gleichzeitig wirst du merken, dass diese 8 Sorten unterschiedlich sein können, je nachdem, ob du die Packung bei Lidl, Aldi, Penny oder Netto kaufst! Die großen Snack-Markenartikelhersteller bieten solche Produkte interesanterweise nicht an. Als „Ration" gibt es nun eine Packung, das sind 37,5g und damit 150kcal. Ein überschaubarer Wert. Du kannst jeden Snack aus deiner Schale intensiv genießen – gleichzeitig gibt es ein Ende der Verpackung und das ist für uns psychologisch ganz wichtig. Du hast eine ganze Packung aufgegessen, sie war jedoch zum Glück ganz klein.

Nüsse sind ein 100%-iges Naturprodukt und haben viele wertvolle Inhaltsststoffe wie Vitamine und Mineralstoffe sowie auch Ballaststoffe. Ein tolles und schmackhaftes Geschenk der Natur, das sich nur für den Verzehr in Maßen und nicht zum dauerhaften Snacken eignet. Denn die Nüsse haben sehr hohe Fettanteile: sie bestehen je nach Sorte zu 40 bis 70% aus Fett! Damit steigt der Energiegehalt auf 600 bis 700 kcal/100g – das ist mehr als Schokolade. Empfohlen wird daher maximal 25g Nüsse pro Tag zu essen.

Saucen und würzende Zutaten

Salz

Verwende stets Salz mit Zusatz von Jod und Fluorid. Bei Jod haben wir in Deutschland eine chronische Unterversorgung und Fluorid ist gut für deine Zähne.

Essig, Balsamico & Co.

Reiner Essig ist mit 20 kcal sehr kalorienarm – taugt als Sauce auf Grund der Säure nicht wirklich gut. Besser eignen sich Balsamico-Essige etc. Diese haben 100 kcal/100g, sind sehr aromatisch und damit zu empfehlen. Immer häufiger sieht man jetzt Balsamico-Cremes. Diese sind dickflüssiger und lassen sich somit sehr gut über Gemüse dosieren und haften auch gut an diesem. Sie haben rd. 200 kcal/100g, dafür brauchst du auch dementsprechend weniger. Mit einer 250g-Flasche kommst du sehr weit. Eine tolle Alternative, wenn du keine Lust hast selber eine Sauce zu machen.

Sojasauce

Die asiatische Sojasauce ist sehr würzig und hat je nach Sorte nur 50-100 kcal. Daher kannst du sie gerne und gut verwenden.

Mayonnaise, Remoulade etc.

Diese Saucen bestehen aus einer Mischung von Pflanzenöl und Ei. Ernährungsphysiologisch am schlimmsten ist die klassische Mayonnaise – die hat nämlich 740 kcal/100g also so viel wie Butter! Verursacht wird dies durch den sehr hohen Fettgehalt von rd. 80%. Nun gibt es diverse Varianten wie Salatcreme, Miracel Whip etc., die geringere Fettgehalte aufweisen. Trotzdem bist du bei diesen Produkten mit mindestens 250 kcal/100g dabei.

Also am besten komplett vermeiden. Denn auch die Light-Varianten sind häufig noch sehr kalorienreich und verführend zudem wieder zu „Über-Einsatz", da sie ja light sind.

Daneben werden hier reichlich Zusatzstoffe verwendet, um den optischen Eindruck einer Mayonnaise zu erzeugen und irgendwie etwas Geschmack in die Emulsion zu bekommen.

Ketchup

Ist besser als sein Ruf und meine klare Empfehlung! Mit ca. 100kcal/100g eine gute Sauce, die du zu fast allem Gemüse, Fleisch etc. verwenden kannst. Gerade wenn Produkte etwas fad oder trocken schmecken, so kannst du sie mit Ketchup gut aufpeppen. Sicherlich, Ketchup enthält auch 10-25% Zucker. Aber gleichzeitig sind sehr viele Tomaten enthalten (rd. 140g/100g). Diese Tomaten werden im Hochsommer im Süden Europas in wirklich reifem Zustand geerntet, sind daher hocharomatisch und reich an vielen tollen Inhaltsstoffen. So gibt es z.b. Lycopin nur in Tomatenmark und nicht in frischen Tomaten, da es nur in hochreifen Tomaten in relevanten Mengen gebildet wird. Frische Tomaten hingegen werden meist etwas unreif geerntet, um unbeschadet beim Verbraucher anzukommen. Lycopin ist ein Antioxidans und senkt das Krebsrisiko in Prostata, Lunge und Magen. Es schützt vor Herzerkrankungen und stärkt die Körperzellen gegen Bakterien, Pilze und Viren - gleichzeitig hilft es positiv gegen Falten.[53]

Tomatenbasierte rote Saucen

Generell solltest du rote Saucen bevorzugen, denn diese basieren auf Tomaten und sind damit kalorienarm. Sie heißen unter anderem Tomaten-Oliven-Sauce, Sundried Tomato Sauce, Barbecuesauce oder Schaschliksauce. Je heller die Saucen werden – wie z.b. gelbliche Currysauce oder weiße Knoblauchsauce, desto mehr Öl ist enthalten. Dasselbe gilt genauso in die andere Farbrichtung, je dunkler die Saucen werden – wie z.B. braune Sauce zu Braten, desto kalorienhaltiger werden sie.

---

[53] http://de.wikipedia.org/wiki/Lycopin

Senf

Wenn du nicht gerade süßen Senf nimmst (180-200 kcal), ist das mit 100kcal pro 100g eine kalorienarme Alternative. Zumal die Schärfe des Produkte auch dafür sorgt, dass du nicht zu viel essen kannst.

Nudeln & Reis

Nudeln: Dieses beliebte Nahrungsmittel wird aus Grieß und ggf. Ei hergestellt. Den Grieß kennen viele von uns aus dem Grießbrei – hier spürst du beim Essen seine charakteristische Konsistenz, die etwas größer und gröber ist und auf der Zunge reibt. Aus dem identischen Material werden auch Nudeln hergestellt. Allerdings wird hier kein Weichweizen verwendet, sondern Hartweizen. In Italien schwört man auf puristische 100% Hartweizen, in Deutschland wird häufig noch Ei zugegeben, um Eiernudeln zu erzeugen. Diese haben dann häufig einen etwas feineren Geschmack. Allen Nudeln gemeinsam ist, dass wieder nicht das volle Korn, sondern nur der von den äußeren Schichten befreite Kern verwendet wird. Nur bei Vollkornnudeln erhältst du alle Nährstoffe aus dem gesamten Korn.

Da Nudeln im getrockneten Rohzustand nur aus dem Grieß und ggf. Ei bestehen, enthalten sie 400kcal/100g. Wenn du sie kochst, dann saugen Sie viel Wasser auf, so dass der Kaloriengehalt ungefähr auf 100 kcal/100g absinkt. Nudeln an sich sind also gar nicht so energiereich – häufig ist es die Sauce, die das Gericht dann stark im Kalorienwert steigen lässt.

Reis ist für mehr als die Hälfte der Weltbevölkerung das Hauptnahrungsmittel. In einzelnen Ländern Asiens stellt Reis bis zu 80% der gesamten Nahrung.

Der bei uns angebotene weiße Reis ist wie das helle Mehl

von seinen äußeren Schichten – und damit den wertvollen Inhaltsstoffen befreit. Er enthält 85% weniger Vitamin B1 und 66% weniger Vitamin B2 als Vollkornreis.

Nach der Ernte werden in einer Reismühle die äußeren ungenießbaren Spelzen entfernt (20% des Reises). Es verbleibt die eigentliche Reisfrucht, die aus Mehlkörper, Keimling und umgebendem Silberhäutchen besteht. Dieser Reis wird **geschälter Reis oder auch Naturreis** genannt. Im nächsten Schritt werden Silberhäutchen und Keimling durch Schleifen entfernt und der **geschliffene oder weiße Reis** entsteht. Er ist wesentlich haltbarer als der fetthaltigere ungeschälte Reis, hat aber den größten Teil der Mineralstoffe und Vitamine verloren. Dieser Reis ist nach dem Schleifen rau und gibt leicht Stärke in das Kochwasser ab. Damit kocht er sehr klebrig. Damit ist er ideal für die asiatische Küche, in der gerne dieser sehr klebrige Reis verwendet wird und auch mit Stäbchen gut gegessen werden kann. Für andere Anwendungen – wie in Deutschland – wird der Reis noch einmal poliert, damit er eine glatte Oberfläche hat.

Das Problem des hohen Verlustes an Mineralstoffen und Vitaminen lässt sich mit Parboiled Reis umgehen. Hier wird der Rohreis in Wasser eingeweicht und dann mit Heißdampf behandelt. Dies sorgt dafür, dass die wertvollen Inhaltsstoffe aus der äußeren Schale nach innen in den Mehlkörper diffundieren. Erst danach wird der Reis geschält und poliert. Durch dieses Parboiled = Partially boiled (teilweise gekocht)-Verfahren **bleiben ca. 80% der Vitamine und Mineralstoffe erhalten. Es empfiehlt sich daher den Parboiled Reis zu verwenden.**

Für ein optimales Kochergebnis ist es noch wichtig die drei wesentlichen Reissorten zu unterscheiden:
1. Langkornreis: für alle pikanten Reisgerichte, wird beim Kochen körnig

2. Rundkorn- oder Milchreis: für Süßspeisen wie Milchreis. Er hat runde, stumpfe Körner mit weißer Oberfläche. Beim Ausquellen gibt er viel Stärke ab und wird dadurch sehr weich und breiig.
3. Mittelkornreis: liegt zwischen Langkorn- und Rundkornreis. Er ist ideal für Risotto und Paella.

Fertiggerichte

Bei Fertiggerichten lassen sich grundsätzlich drei Kategorien unterscheiden:

1. Trockenprodukte: z.b. 5-Minuten-Terrine im Becher oder Nudelgerichte im Beutel
2. Nassfertiggerichte in Schalen und Dosen
3. Kühlfrische und tiefgekühlte Gerichte

Trockenprodukte:
Diese Artikel kannst du nach meiner Meinung alle im Supermarkt lassen – du brauchst sie nicht. Für die Herstellung werden sämtliche Zutaten getrocknet. Dabei verlieren sie sowohl ihre ursprüngliche Konsistenz (z.b. knackig oder saftig) als auch den Großteil ihrer Inhaltsstoffe. Wenn du das ganze nun mit heißem Wasser aufgießt, dann saugen sich die getrockneten Ingredienzien wie ein Schwamm wieder mit Wasser voll. Schmecken kann das Ganze nur, wenn die Hersteller mit viel Salz, Aroma- und Geschmacksstoffen arbeiten. So etwas brauchst du nicht.

Sinnvoll ist es lediglich die „Fix für ..."-Produkte zu kaufen. Diese können gut als Grundsubstanz für ein eigenes, verfeinertes Gericht dienen. Wenn du z.b. ein Fix für Gulasch kaufst und das dann mit frischem Rindfleisch, Paprika sowie Champignons zubereitest, dann hast du ein eigenes schönes

Gericht. Das Fix dient dir dabei nur als praktische Grundwürze.

Nassfertiggerichte

Diese Produkte sind nicht getrocknet, sondern werden häufig regulär gekocht und dann in Menüschalen bzw. Dosen konserviert. Diese Haltbarmachung erfolgt durch hohe Hitzeeinwirkung. Das sorgt dafür, dass die Konsistenz, der Geschmack und die Inhaltsstoffe der Nahrungsmittel leiden.

Die Fotos auf den Schachteln und Dosen sehen meist verlockend aus. Doch die Realität nach dem Öffnen der Verpackung und dem Zubereiten weicht stark davon ab. Und Nudeln, die monatelang in der Sauce schwammen, die können gar nicht mehr „al dente" schmecken, die sind einfach nur matschig. Vorteil solcher Produkte ist, dass sie häufig gar nicht so kalorienreich sind. Ein Blick auf die Nährwertangabe zeigt dir, dass Artikel wie Hühnernudeltopf etc. mit häufig 30 kcal/100g nicht sehr viel Energie liefern. Insofern können diese Gerichte in Einzelfällen als Notreserve dienen. Und es ist immer noch besser, wenn du bei Hunger so etwas isst als bei anderen ungesunden Alternativen zuzugreifen.

Kühlfrische und tiefgekühlte Gerichte

Bezüglich Frische, Inhaltsstoffen, Aroma und Konsistenz führt diese Kategorie eindeutig bei den Fertiggerichten. Durch die Kühlung bzw. Tiefkühlung bleiben die Produkte frisch und viele Inhaltsstoffe erhalten. Das betrifft v.a die Tiefkühlprodukte, wenn diese nach der Produktion schnell schockgefrostet werden. Dann können die Gehalte an Vitaminen etc. teilweise sogar frische Produkte übertreffen, wenn diese lange unterwegs sind und dabei nicht immer optimal behandelt werden. Also zum Beispiel zu warm werden oder zu viel Sonne abbekommen.

Bei den Tiefkühlprodukten bekommst du inzwischen die ganze Bandbreite der Mahlzeiten serviert. Und für diese Gerichte gelten die selben Regeln wie ich sie in diesem Buch bereits ausführlich beschrieben habe. Ich möchte daher nur noch auf ein Gericht speziell eingehen:

Pizza

Ein beliebtes Essen in Deutschland – sagenhafte 800 Mio. Pizzen werden pro Jahr in Deutschland gegessen! Eine Pizza hat im Schnitt 900kcal, d.h. fast die Hälfte deines täglichen Bedarfs. Zudem nimmst du mit einer Pizza schon mehr als den Tagesbedarf an gesättigten Fettsäuren zu dir. Im Gegenzug fehlen dir nahezu alle anderen Nährstoffe. Also nur ein Essen für ab und zu.

Getränke

Die einzelnen Getränkesorten wurden im Kapitel „5.10 Viel trinken – jedoch das Richtige!" bereits ausführlich besprochen. Daher verzichte ich hier auf eine Wiederholung. Nur noch eine Ergänzung zum favorisierten Getränk „Wasser".

Meine Empfehlung für Leitungswasser resultiert aus mehreren Gründen. Zum einen ist Leitungswasser als Trinkwasser in Deutschland stärker kontrolliert und hat niedrigere Grenzwerte für Schadstoffe als Mineralwasser. Zum anderen sparst du dir das Schleppen der Flaschen nach Hause sowie das umständliche Zurückbringen des Pfandgutes in den Supermarkt. Gleichzeitig hat dies auch noch einen positiven Effekt für die Umwelt. Mineralwasser wird häufig in Europa über große Distanzen hinweg zum Kunden befördert – dabei handelt es sich lediglich um Wasser! Aus San Pellegrino in Italien wird das Trendwasser bis nach Nordeuropa gefahren. Französische Wässer sind ebenfalls an vielen Orten verfügbar. Da Wasser von Natur aus ein eher schweres Ladegut ist, braucht man viel Energie für diesen Transport. Und dann bekommst du noch ein Produkt, das überhaupt nicht so hochwertig ist wie dein lokales deutsches Trinkwasser. Französische Wässer sind zum Beispiel sehr „leicht", d.h. sie enthalten fast gar keine Mineralien. Das ist nicht so gut, denn du brauchst die Mineralien. Teilweise werden auch idyllische Geschichten rund um die Herkunftsorte kreiert. Viele der Marken-Mineralwässer (Perrier, Evian, San Pellegrino) gehören dem großen Lebensmittelkonzern Nestlé. Als meine Frau und ich bei einem Urlaub durch Italien fuhren haben wir uns einmal den Spaß gemacht in San Pellegrino bei der Quelle vorbeizuschauen. Das war sehr spannend. Wir fuhren zunächst durch eine eher durchschnittliche italienische Kleinstadt bis wir am Rand auf ein Gewerbegebiet stießen. Hier befanden sich typische Industriehallen an deren Toren fleißig jede Menge Paletten mit Wasser auf Dutzende bereitstehende Lkw verladen werden. Romantisch ist das nicht. Hier handelt es sich aus meiner Sicht um einen reinen Marketing-Gag.

Noch drastischer ist dies beim sogenannten Tafelwasser, das unter anderem als Bonaqua in Deutschland verkauft wird – im übrigen von Coca-Cola. Hier wird in den Abfüllbetrieben ganz normales Leitungswasser genommen, von seinen wertvollen natürlichen Mineralien befreit, dann mit einer Standardmineralmischung versehen – und fertig ist Bonaqua. Du zahlst also hier einen heftigen Aufpreis für ein etwas umgebautes Leitungswasser.

Nahrungsergänzungsmittel – bei ausgewogener Ernährung nicht erforderlich

Im Drogeriemarkt gibt es eine riesige Auswahl an Nahrungsergänzungsmitteln mit den tollsten Werbeversprechen. Bewiesen ist davon gar nichts.

Fakt ist, dass viele Menschen sich nicht ausgewogen genug ernähren, um ihren individuellen Bedarf an Vitaminen sowie Mineralstoffen zu decken. Es bietet sich an, dieses Defizit durch Nahrungsergänzungsmittel zu kompensieren. Du wirst jetzt Ernährungs-Profi und lebst dann ausgewogen. Dann haben auch Nahrungsergänzungsmittel für dich keine Funktion mehr, denn es gibt nichts mehr sinnvoll zu ergänzen. Ich persönlich nehme zum Beispiel nur Magnesium. Da ich viel Sport treibe, habe ich einen erhöhten Bedarf. Den merkte ich dadurch, dass ich häufiger nachts mit Krämpfen im Unterschenkel aufwachte. Das war ein Alarmzeichen meines Körpers. Das Decken eines solchen Magnesiumzusatzbedarfes durch verbesserte Ernährung ist nahezu nicht möglich. Also nehme ich jeden Tag eine Brausetablette und die Beschwerden sind verschwunden.

9. Kochtipps – einfach und schnell kleine Gerichte zaubern

1. Die Basisausstattung
2. Die richtige Aufbewahrung
3. Der Kochprozess – erst vorbereiten, dann kochen, dann essen
4. Kochtechnik – Zutaten clever einsetzen
5. Rezepte anpassen
6. Ein paar Basis-Rezepte
7. Probieren und üben – es gelingt nicht alles auf Anhieb

Selber kochen ist einfacher als du denkst. Mit ein paar Grundregeln und der richtigen Ausstattung kannst du schnell und effizient wohlschmeckende Gerichte zaubern.

1. Die Basisausstattung

Um selber Kochen zu können brauchst du gar nicht so viel. Als Basisausstattung reichen:

- Großes Küchenmesser
- Kleines Küchenmesser
- Sparschäler
- Schneidebrett
- Pfanne
- Pfannenwender
- Topf groß und klein
- Auflaufform
- Messbecher und Waage

Messer: Du brauchst je ein kleines und ein großes Küchenmesser. Mit dem kleinen kannst du z.B. Obst schneiden oder den Strunk aus Tomaten entfernen. Mit dem großen (und ich meine wirklich groß) schneidest du alles Andere. Das habe ich mir in China abgeschaut. Hier kochen die Köche mit riesigen Messern und schneiden damit geschickt die kleinsten Zutaten. So gut musst du gar nicht werden, doch ein großes Küchenmesser macht Eindruck und ist sehr praktisch. Ich empfehle Keramikmesser. Die sind superscharf und so macht das Schneiden auch Spaß. Hier solltest du auch nicht die Billigen aus dem Supermarkt kaufen. Ich habe mit Kyocera die besten Erfahrungen gemacht. Nicht ganz billig, hält jedoch ewig und das Schneiden macht Spaß. Wenn du Ernährungsprofi wirst, dann benutzt du diese Messer sehr häufig. Es hat also Sinn, hier etwas Geld zu investieren.

Sparschäler: Der Sparschäler entfernt nur hauchdünn die Schale von Obst und Gemüse - ist damit „sparsam". Mit ihm kannst du einfach und schnell viele Lebensmittel schälen. Ideal ist er v.a. bei Karotten, Spargel etc. und unverzichtbar in deiner Küche. Meine Empfehlung ist hier erneut eine Keramikversion von Kyocera.

Schneidebrett: Damit das Vorbereiten der Komponenten Spaß macht und professionell ist, brauchst du ein vernünftiges Schneidebrett. Keins aus Glas, das macht deine Messer kaputt. Auch nicht aus Holz – das ist unhygienisch, weil sich die Bakterien im Holz einnisten. Nimm eins aus Kunststoff, am besten mit einer außen umlaufenden Rinne, um evtl. austretende Flüssigkeiten aufzufangen. Du kannst natürlich auch auf Tellern schneiden oder auf Ablageflächen in der Küche. Das sorgt regelmäßig für Sauerei und zerkratzte Oberflächen.

Pfanne: Eine gute Pfanne mit Antihaftbeschichtung sorgt für optimale Bratergebnisse. Durch die Antihaftbeschichtung kannst du mit wenig Fett arbeiten, ohne dass alles anklebt. Hier empfehle ich auch, nicht die Billigversion zu erwerben, sondern z.B. die Pfanne Protect Steelux Premium von Fissler. Die wird sehr schnell heiß – du musst also nicht lange warten. Gleichzeitig ist die Wärmeverteilung in der Pfanne rundherum sehr gut.

Pfannenwender: Idealerweise zwei Pfannenwender aus Kunststoff, damit die Antihaftbeschichtung nicht zerstört wird. Mit zweien kannst du sehr gut umrühren und das Gargut perfekt umdrehen.

Töpfe: Hier ist Aluguss mit Antihaftbeschichtung die beste Option. Wer besonders vorausschauend kauft, der erwirbt Exemplare deren Griff ebenfalls aus Aluminium bestehen (z.B. Von Berndes). Wenn die Töpfe nämlich einen aufgesetzten Griff aus Kunststoff haben, so kannst du sie nicht mehr in den Backofen stellen. Und es ist ab und zu eine nette Option, wenn du ein Gericht auf der Herdplatte anbrätst und dann im Backofen weitergarst. Ein kleiner und ein großer Topf reichen zum Start. Zusätzlich liefern die Hersteller kleine Topflappen mit, die exakt auf die Griffe passen, damit du dir hier nicht die Finger verbrennst.

Auflaufform: Zur Zubereitung von Aufläufen und anderen Gerichten im Backofen brauchst du eine längliche Auflaufform. Diese sollte möglichst groß und hoch sein, damit nichts überkocht und du auch einmal Freunde und Familie bekochen kannst. Am besten sind hier gläserne Auflaufformen, denn du siehst von der Seite bereits beim Kochvorgang wie alles schön blubbert und auch ggf. die Sauce erstarrt. Das macht Spaß und ist sinnvoll für ein optimales Kochergebnis. Zudem werden Auflaufgerichte meist in der Form serviert – und eine Glasform sieht auf dem Tisch immer gut aus. Gleichzeitig kannst du sie mit einem Stahlschwamm bestens reinigen oder auch einfach in die Spülmaschine geben.

Messbecher und Waage: Damit du die Dosierung der Zutaten im Griff hast, brauchst du einen Messbecher für die flüssigen Zutaten. Alle anderen Komponenten kannst du mit einer kleinen Küchenwaage abwiegen.

2. Die richtige Aufbewahrung

Der Kühlschrank hat nicht an jeder Stelle die gleiche Temperatur. Dies ist wichtig zu wissen, um deine Lebensmittel gemäß ihrem Kühlbedürfnis optimal einzusortieren. Fangen wir einmal ganz unten an

- Boxen: ganz unten im Kühlschrank sind üblicherweise zwei durchsichtige Kunststoffboxen. Hier herrschen ca. 8° - ideal für Gemüse.
- Auf der Glasplatte über den Boxen haben wir 2°. Hier platzierst du Fleisch und Fisch.
- In den Etagen darüber – bei 6° - lagerst du am besten Wurstwaren sowie Käse und Joghurts.
- In der Tür wird ein Wert von 8° erreicht – gut für Eier und Butter.

Im Kühlschrank wird verderbliche Ware gelagert. Insofern solltest du stets die Haltbarkeitsdaten der Produkte im Blick behalten. Damit du nicht jeden Tag alle Artikel umdrehen und prüfen musst, empfiehlt sich das **Fifo-Prinzip**.

Fifo-Regel – first-in-first-out

Der Kühlschrank wird so aufgebaut, dass er MHD-gerecht sortiert ist. Das bedeutet, dass die Produkte mit den längeren MHD (Mindesthaltbarkeitsdaten) hinten stehen und die bald verfallenden Produkte vorne aufgebaut sind. So kannst du einfach – ohne groß nachzudenken – nur von vorne zugreifen und der Kühlschrank ist stets optimal gefüllt und aufgebaut.

Im **Tiefkühlschrank** wird die Ware bei -18 bis -22° tiefkalt gelagert. Eine ideale Temperatur, bei der das Produkt quasi schläft und viele seiner Eigenschaften und Inhaltsstoffe über längere Zeit beibehält. Dies funktioniert nur, wenn die Kühlkette durchgehend eingehalten wird. Bei Industrie und Handel werden hierfür spezielle Kühl-Lkw eingesetzt, die auch auf langen Transportwegen dafür sorgen, dass die Temperatur beibehalten wird. Wenn du einkaufst, so solltest du die Tiefkühlware stets zum Schluss deines Einkaufs aus dem Regal bzw. der Truhe nehmen. Und dann nicht lange Umwege fahren sondern direkt nach Hause, um die Produkte schnell wieder in die Tiefkühltruhe zu bringen. Gerade im Sommer können die Produkte sonst schnell Schaden nehmen oder verklumpen. Das merkst du dann, wenn ein Beutel mit eigentlich lose rollender Ware sich plötzlich wie ein großer Stein anfühlt.

Trockenprodukte lagerst du am besten bei normaler Raumtemperatur und vor direkter Lichteinstrahlung geschützt. Gerade wenn die Verpackung durchsichtig ist, können Sonnenstrahlen das Produkt negativ verändern. So können lichtempfindliche Vitamine abgebaut werden oder das Produkt wird schlecht. Auch zu heiße Temperaturen schaden vielen Produkten. Bei einigen Waren empfiehlt es sich auch, diese aus der Verkaufsverpackung in ansehnlichere und praktischere Behältnisse umzufüllen. Bei Anbietern wie Ikea oder Rosti Mepal findest du eine ganze Palette von schönen und gut handhabbaren Kunststoff- oder Glasbehältern. Hierin kannst du Basiszutaten wie Mehl, Zucker, Reis, Nudeln etc. umfüllen. Das erspart dir lästiges Gekrümel in deinen Vorratsschränken, da alles in verschlossenen Behältern aufbewahrt wird. Gleichzeitig sinkt das Risiko eines potenziellen Schädlingsbefalls, da kleine Tiere und Insekten sich hier nicht einnisten können.

3. Der Kochprozess – Erst vorbereiten, dann kochen, dann essen

Kochen gelingt dann am besten, wenn du nicht alles durcheinander machst. Es gibt hier drei klare Schritte, die aufeinander folgen:

1. Hygienisches Vorbereiten der Zutaten sowie Werkzeuge
2. Kochen
3. Essen

Hygienisches Vorbereiten bedeutet, dass du dir zunächst einmal die Hände wäschst. Mit sauberen Händen kannst du dann ohne Sorgen vor Keimen und Bakterien das Kochwerk starten. Dafür stellst du nun alle Zutaten aus Kühlschrank und sonstigen Ablagen bereit. Alle größeren Komponenten und auch die kleineren Zutaten (z.b. Salz, Gewürze). Des Weiteren bereitest du deine Arbeitsfläche mit dem Brett und den erforderlichen Werkzeugen vor.

Nun kann es losgehen. Die Zutaten werden kochfertig vorbereitet. Also zum Beispiel von Verpackungen befreit, gewaschen, abgewogen, kochfertig geputzt und zerkleinert.

Hierbei solltest du ein paar **Grundprinzipien der Küchenhygiene** einhalten:
- Obst und Gemüse stets gut waschen und von Schadstellen befreien
- Fleisch brauchst du nicht waschen: verarbeite rohes Fleisch allerdings getrennt von anderen Zutaten. Nutze am besten ein zweites Brett sowie Messer und wasche dir gründlich die Hände, wenn du wieder zu anderen Zutaten wechselst. Ansonsten riskierst du, dass ggf. Keime aus nicht durcherhitztem Fleisch deine anderen Nahrungsmittel kontaminie-

ren. Alternativ kannst du zunächst Gemüse/Obst verarbeiten und dann zur Vorbereitung des Fleisches wechseln – somit vermeidest du auch alle eventuellen Risiken.

- Fisch: Die 3 S lauten Säubern, säuern, salzen. Fisch erst putzen, dann mit Zitronensaft säuern und salzen – fertig ist der Fisch.

Ansonsten nutzt du am besten kleine Schüsseln, in denen du die vorbereiteten Komponenten ordentlich und sauber bis zur Weiterverarbeitung parken kannst. Bei der Vorbereitung kannst du die einzelnen Produkte schon in ihrem Rohzustand wahrnehmen. Du kannst ihre Struktur ertasten, sie begutachten und ggf. Schadstellen entfernen. Und natürlich sie auch schon einmal im Rohzustand probieren. Somit gewinnst du einen engen Bezug zu den Waren, die du in deiner Küche verarbeitest.

Kochen ist dann der nächste Schritt. Hier kannst du die eben produzierten Vorprodukte nun nacheinander im Kochablauf einsetzen. Somit kannst du dich voll auf das Kochen konzentrieren. Du erlebst, wie sich die Zutaten in der Pfanne oder im Topf verändern. Wie sie Farbe annehmen und schön duften. Wenn der Dampf aufsteigt und dir um die Nase weht – das ist ein Erlebnis an sich.

Beim Kochen selber lieber schonende Zubereitungsvarianten auswählen. Das spart zum einen Kalorien, sorgt zum anderen dafür, dass möglichst viele Inhaltsstoffe in den Nahrungsmitteln verbleiben. Grundsätzlich gibt es 6 verschiedene Zubereitungsarten – von denen sich 4 empfehlen.

Zubereitung 1: Kochen im Topf (empfehlenswert)
Das Kochen in heißem Wasser ist schnell und einfach. Wichtig: nur kurz kochen (sonst wird alles matschig) und

mit wenig Wasser arbeiten. Sonst geben die Nahrungsmittel zu viel ihrer Inhaltsstoffe an das Kochwasser ab. Eine gute Variante ist übrigens statt gesalzenem Wasser eine Gemüsebrühe zu nehmen. Diese gibt dem Kochgut noch einen guten Geschmack und du kannst sie sogar hinterher noch als aromatisches salziges Getränk trinken, wenn du magst.

Zubereitung 2: Pfanne (empfehlenswert)
In der Pfanne mit wenig Butter anbraten und schön beim Garen umrühren. In einer guten Pfanne reicht oft ein kleines Stück Fett – z.b. ein Teelöffel - um ein gutes Ergebnis zu erzielen.

Zubereitung 3: Backofen (empfehlenswert)
Der Backofen ist eine ideale Zubereitungsmethode. Sie ist sehr schonend, dauert häufig etwas länger. Du kannst sehr schöne knusprige Gerichte im Backofen zubereiten. Zugleich ist dies zeitsparend, denn das Essen kocht sich quasi von alleine – du musst nicht wie beim Herd dabei bleiben.

Wenn du Halbfertig- oder Fertiggerichte kaufst, dann achte auch stets darauf, ob diese im Backofen zubereitet werden können. Denn dann erreichst du häufig das beste Ergebnis. Gleichzeitig sparst du Fett. Wenn du z.B. Pommes frites statt sie noch einmal zu frittieren im Backofen zubereitest, so vermeidest du unnötiges Fett. Auch andere von der Industrie vorbereitete Produkte wie Fischstäbchen oder panierte Schnitzel lassen sich häufig alternativ zur Pfanne im Backofen zubereiten. In der Pfanne musst du häufig erneut Öl einsetzen. Das ist unnötig, denn die Produkte wurden in den Lebensmittelbetrieben bereits vorgegart und haben dabei schon ausreichend Öl aufgenommen.

Zubereitung 4: Mikrowelle (nur ausnahmsweise)

Mikrowelle selektiv nutzen: sie geht zwar schnell – daher gibt es in Deutschland auch 30 Mio. Stück - doch die Ergebnisse sind häufig von Konsistenz und Geschmack her nicht wirklich schön. Knusprig wird hier nichts, sondern eher matschig. Technisch bedingt werden die Lebensmittel oben heißer als unten – daher beim Kochen zur Hälfte der Zeit einmal umrühren, um die Wärmeverteilung sicherzustellen. Auch empfehlenswert: Produkte mit Teller abdecken. Denn wenn etwas überkocht und spritzt, hast du keine große Arbeit mit der Reinigung der Mikrowelle.

Zubereitung 5: Grillen (empfehlenswert)
Hier kommt Atmosphäre auf und Männerherzen schlagen höher. Neben der aufwändigen Variante eines Holzkohlengrills gibt es immer mehr gute Elektrogrills, die auch die weiblichen Köche erobern. Es gibt schöne Grillplatten mit Antihaftbeschichtung (sogenannte Teppanyaki-Grills), die du nur kurz an die Steckdose anschließt und schon sind sie startbereit. Beim Grillen an sich brauchst du kein zusätzliches Fett, denn die geniale Beschichtung sorgt dafür, dass nichts haften bleibt. Dafür ist das Zischen und Brutzeln des Gargutes auf der Platte ein Erlebnis an sich. Schnell geht es zudem – in kürzester Zeit sind Fleisch, Gemüse und alles andere gar. Hier sind der Kreativität keine Grenzen gesetzt. Und dank der Antihaftbeschichtung geht auch das anschließende Reinigen ratz-fatz.

Zubereitung 6: Frittieren (niemals)
Beim Frittieren wird sehr viel Fett in die Produkte eingebracht – die Panade saugt das Öl auf wie ein Schwamm. Solch ein Gerät brauchst du nicht.

4. Kochtechnik – Zutaten clever einsetzen

Neben der Auswahl der richtigen Zubereitungsmethode ist die Kochtechnik entscheidend für den Nährwert und Kaloriengehalt der Speisen. Folgend daher ein paar Tipps und Hinweise hierzu.

- Butter in Maßen verwenden
- Sahne durch Milch ersetzen
- Viele Kräuter und Gewürze nehmen
- Schalen nicht entfernen

Butter in Maßen verwenden: Als Fett zum Kochen verwende ich stets Butter, denn die gibt Aroma und lässt sich gut dosieren (v.a. als Variante von Butter mit Öl, z.b. Arla Kaergarden). Außerdem duftet es sehr gut, wenn du sie in der Pfanne etc. einsetzt. Wenn du nun antihaftbeschichtete Pfannen sowie Töpfe hast, kannst du mit sehr geringen Mengen beim Kochen auskommen. Damit sparst du auf Grund des hohen Energiegehaltes von Fett große Mengen Kalorien. Die in Rezepten angegebenen Mengen zum Einsatz von Öl und Fett (z.B. 2 Esslöffel) kannst du getrost ignorieren und auf ein Viertel reduzieren. Nimm einen kleinen Teelöffel voll Butter zum Anbraten – das reicht vollkommen.

Sahne durch Milch ersetzen: Wenn in Rezepten Sahne als Zutat auftaucht, so kannst du die häufig durch Milch ersetzen. Sahne hat 300 kcal pro 100g – fettarme Milch jedoch nur 45. Du sparst also 85%. Wenn es dir zu flach wird, so kannst du gerne etwas mehr Milch verwenden, das macht bei dem großen Kalorienunterschied wenig aus. Eine weitere Variante ist Saure Sahne. Die hat eine festere Konsistenz als Milch und reicht schon eher an Sahne heran. Mit 120 kcal pro 100g ist sie deutlich energieärmer. Und als dritte Option lässt sich Naturjoghurt 3,5% Fett verwenden. Mit 70 kcal/100g in der Mitte zwischen Saurer Sahne und Milch.

Kann in einigen Gerichten gut harmonieren. Also ausprobieren und den eigenen Geschmack testen.

Viele Kräuter und Gewürze nehmen: Mit den richtigen Kräutern und Gewürzen wird nahezu jedes Essen sehr schmackhaft. Sie riechen verführerisch und schmecken aromatisch. Du brauchst keinen Kräutergarten. Es reicht vollkommen, wenn du ein kleines Sortiment getrockneter Kräuter in Gläsern hast. Hier empfehle ich[54]

- Dill (gut für Gurken)
- Basilikum (passt zu Tomaten)
- Kräutermischungen: Kräuter der Provence, Italienische Kräuter etc.

Gib die Kräuter zum Ende des Kochens reichlich zu. Sie verbinden sich dann mit der Flüssigkeit des Essens und quellen schön auf. Deine Lieblingskräuter und die ideale Kombination solltest du selber ausprobieren. Einige mögen intensivere Kräuter wie Oregano, andere lieben Paprika – das sind die Geschmäcker verschieden. Entdecke auf jeden Fall das Kräuter- und Gewürzregal deines Supermarktes. In dem Fall lohnt es sich auch mal ein SB-Warenhaus (z.B. real, Kaufland) aufzusuchen. Hier ist die Auswahl viel größer und du kannst auf Reserve einkaufen. Die Produkte halten sich lange und kosten auch nicht viel.

Auf jeden Fall solltest du sie reichlich verwenden. Denn sie geben deinen Gerichten viel Geschmack und Aroma. Du solltest sie sehen können, beim Essen im Mund spüren und vor allem schmecken.

---

[54] http://dreesen.de/kraeuterkunde/ liefert Basisinformationen zu ein paar wichtigen Kräutern

Schalen nicht entfernen: Viele Produkte haben essbare Schalen (z.b. Kartoffeln). Und direkt unter der Schale sitzen viele wichtige Vitamine und Mineralien – zudem liefert die Schale Ballaststoffe. Daher kannst du dir häufig das Schälen sparen, es sei denn es handelt sich um nicht-essbare Schalen (wie z.b. bei Ananas). Wichtig ist natürlich, dass du die Produkte gut wäschst und auch eventuelle Schadstellen (z.b. grüne Stellen bei Kartoffeln) entfernt.

5. Rezepte anpassen

Wenn du die eben beschriebenen Kochtechniken mit traditionellen Rezepten aus Kochbüchern etc. vergleichst, so wirst du merken, dass sie häufig abweichen. Denn in vielen dieser Rezepte wird üppig Sahne verwendet und reichlich Fett benutzt. Doch das ist gar kein Problem, denn mit den Anpassungen kannst du jedes „traditionelle Rezept" modernisieren und auf heutige Ernährungsweisen anpassen. Somit kannst du auch das Kochrepertoire deiner Eltern und deiner Oma erhalten für dich und die Zukunft. Am besten probierst du es selber aus und notierst dir dann in den Originalrezepten deine Anpassungen, machst sozusagen deine eigene Variante von der überlieferten Rezeptur. Das ist dann auch gleich dein eigenes Stück Kreativität.

Weitere sinnvolle Anpassungen sind:
- Fettige Fleischsorten durch magere ersetzen: z.b. Speckwürfel durch magere Schinkenwürfel mit geringem Fettanteil. Die „verlorenen Eier in Specksauce", die meine Frau so gerne kocht, schmecken dermaßen angepasst genauso lecker wie die traditionelle Variante mit Speck.
- Mengenverhältnis der Zutaten zueinander verändern: wenn im Rezept 500g Hackfleisch und 400g

Tomaten gefordert sind, so kannst du ruhig die doppelte Menge Tomaten nehmen.

Fang einfach mal an und lerne die deutschen Klassiker zu kochen. Nimm dir die Rezepte – und interpretiere sie etwas neu:
- Hühnerfrikassee
- Gefüllte Paprika
- Spaghetti Bolognese

6. Ein paar Basis-Rezepte

Ich bin ein Vertreter der einfachen Küche und habe keine Lust, zum Beispiel stundenlang Saucen zu fabrizieren. Es soll schmecken, gesund und nahrhaft sein – gleichzeitig schnell und effizient gehen.

- Salatsaucen
- Gemüse kochen
- Fleisch anbraten

Salatsaucen
Lass die Finger von Öl, Mayonnaise, Remoulade etc. Nimm lieber klare Dressings, die auf Essig basieren, denn das ist kalorienarm. Die heißen z.b. Salat-Dressing-Kräuter bei Lidl oder Kräuterwürzig-Dressing von Kühne. Sie basieren auf Essig und Kräutern und haben nur sagenhaft wenige 26 kcal/100g. Dieses Produkt kannst du entweder pur nehmen oder noch verfeinern mit Kräutern etc. Empfehlenswert sind hier getrocknete Salatkräuter im Glas. Die liefern eine gute Mischung verschiedener Kräuter und verbinden sich sehr gut mit der Flüssigkeit aus dem Dressing.

Eine gute Alternative sind auch die Salatfix-Beutel, die es von zahlreichen Herstellern passend für eine große Portion Salat gibt. Dieser Beutel enthält Basiszutaten für eine Grundaromatisierung. Um daraus ein fertiges Dressing zu erzeugen, ignorierst du die Packungsanweisung und vermischst stattdessen 2 EL Wasser bzw. klares Dressing und 1-2 EL Naturjoghurt mit dem Pulver. Nach Belieben kannst du dann noch getrocknete Salatkräuter, andere Kräuter und Gewürze hinzufügen. Gut verrühren – fertig ist das Dressing.

Rohkost solltest du übrigens – v.a. abends – nur in Maßen essen. Denn dein Magen und Darm haben damit viel zu tun. Die rohen Nahrungsmittel enthalten viele Fasern und sind ziemlich schwer verdaulich, denn sie sind ja roh. Besser ist es wenn du das Gemüse warm zubereitest, das macht es für deinen Körper einfacher.

Gemüse kochen
1. Mit Gemüsebrühe im Topf
2. Tomatierte Pfanne

Mit **Gemüsebrühe im Topf** zu kochen ist eine sehr einfache Variante. Du erhitzt Wasser im Topf, fügst Gemüsebrühe gemäß der Anleitung auf der Packung hinzu und erhältst so eine leichte Gemüsebouillon. In der kannst du Gemüse aller Art beliebig garen. Das Gemüse nimmt hierbei zusätzlich die Würze aus der Gemüsebrühe auf und wird dadurch noch schmackhafter. Achte jedoch darauf, dass die Garzeiten je Gemüse unterschiedlich sind. Daumenregel dabei: je härter das Gemüse, desto länger dauert es. Und je größer die Stücke, umso höher der Zeitbedarf. Somit braucht ein ganzer Blumenkohl 15-20min. Wenn du nur die Röschen garst, dann sind es 5-8min. Die Gemüsebrühe kannst du nach dem Kochen – wenn du magst – sogar noch als kalorienarmes Getränk verwenden. Die schmeckt an sich schon aromatisch, hat gleichzeitig nun noch Aromen und Inhaltsstoffe aus dem Gemüse aufgenommen.

Die **tomatierte Pfanne** geht ebenfalls schnell und zügig.

- Zwiebel bzw. Lauchzwiebel: kleinschneiden, sorgen für ein schönes Aroma
- Gemüse: verschiedene Sorten je nach Saison und Belieben schneidest du klein
- Obst: kannst du bei Gefallen auch addieren, z.b. kleine Apfelschnitze, Stücke von Nektarinen, Mango oder Ananas – das gibt eine ganz speziell, leicht süßliche Note. Wem so etwas nicht schmeckt: einfach weglassen
- Tomaten Passata: das konzentrierte Aroma erntefrischer Tomaten. Von den handelsüblichen 500ml-Packungen brauchst du ungefähr die Hälfte je Kochvorgang
- Schinkenwürfel oder Hähnchenbrustfilet: entweder magere Schinkenwürfel nehmen oder Hähnchenbrustfilet in kleine Würfel schneiden
- Zwiebeln mit ein wenig Fett – es reicht ein Teelöffel – in der Pfanne anbraten
- Fleisch zugeben und verrühren
- Gemüse hinzufügen und unter Rühren anbraten, ganz zum Schluss das Obst
- Nun kurz vor Fertigstellung das Tomaten Passata zugeben. Es wird in der sehr heißen Pfanne sofort stürmisch aufkochen und schön brodeln. Gleich verrühren mit dem Rest. Gleichzeitig viele Kräuter zugeben (Oregano, Kräutermischung etc.)
- Fertig!

Fleisch anbraten

- Mageres Fleisch – z.B. Hähnchenbrustfilet – von sichtbarem Fett sowie Sehnen etc. befreien. Mit dem scharfen Messer ist das kein Problem. Dann salzen.
- 1 TL Butter in der Pfanne erhitzen und Fleisch hineingeben
- Hähnchenfleisch wird beim Garen weiß. Wenn du von oben siehst, dass es weiß wird – dann umdrehen und von der anderen Seiten anbraten
- Fertig!

7. Probieren und Üben – es gelingt nicht alles auf Anhieb

Essen – der krönende Abschluss deiner Kocharbeit: jetzt ist es soweit – dein eigenes Mahl ist fertig und du kannst es genießen. Sei hierbei stolz auf das, was du selber geschaffen hast. Beurteile dein Werk jedoch auch durchaus kritisch, denn stetige Optimierung und Selbstverbesserung zeichnet den Ernährungs-Profi aus. Welche Zutaten hättest du vielleicht noch kleiner oder größer schneiden sollen? Wovon mehr und wovon weniger nehmen? Stimmt die Würzung oder fehlt vielleicht noch etwas? Das übst du mit der Zeit und der Erfolg kommt von ganz alleine.

Es ist noch kein Sternekoch vom Himmel gefallen. Manchmal gelingen Gerichte einfach nicht – oder sie schmecken überhaupt nicht. So probierte ich einmal ein neues Rezept aus – ein Fischauflauf mit Spinat aus dem Backofen. Nach langer Vorbereitung und Zubereitung stand das Ergebnis endlich dampfend auf dem Esstisch. Die Familie saß gespannt da, während ich jedem eine Portion auf den Teller gab. Nach den ersten Bissen merkte ich, wie sich die Stimmung deutlich eintrübte. Unsere Kinder schauten mich entsetzt an „Iiihh, das schmeckt nicht". Ok, klarer kann man seine Meinung nicht kundtun. Meine Frau stocherte etwas verlegen im Essen und wusste wohl nicht, ob sie mich jetzt doch noch positiv motivieren sollte oder auch ehrlich ihre Meinung sagen. Und mein eigenes Geschmacksbild? Es schmeckte wirklich überhaupt nicht. Also einzige Lösung – auf nach vorne preschen und so verkündete ich: „Es tut mir leid. Ich habe ein neues Rezept ausprobiert, das sehr lecker klang. Doch es schmeckt leider nicht. Da habt ihr alle recht und so etwas wollen wir nicht essen". Doch was nun? Schließlich waren alle hungrig am Mittagstisch versammelt. Also Notlösung gezogen: „Ich mache jetzt Tiefkühlpizza für alle. Das dauert 15 Minuten, ihr könnt also noch ein bißchen Spielen gehen". So solltest du dir und der Familie Misserfolge direkt eingestehen und eine Alternative anbieten.

Man weiß bei einem neuen Rezept niemals vorher, ob und wie es schmecken wird. Doch wenn du nichts neues ausprobiert, dann wirst du auch keine neuen leckeren Gerichte entdecken können. Und beim Streifzug durch Kochbücher etc. haben wir schon viele sehr geschmackvolle Speisen entdeckt und in unser Kochrepertoire aufgenommen. Also Mut zum Experiment!

Im Laufe der Zeit wirst du auch deine Lieblingsrezepte herausfinden. Einige Sachen gelingen dir vielleicht besonders gut und schmecken auch ganz toll. Dann lass den Rest einfach weg, denn es gilt

Everybody´s darling is everybody´s depp.

Du kannst und musst nicht allen gefallen. Es ist deine Entscheidung zu kochen, was und wie du möchtest.

- Viele Köche haben wenig Ahnung von richtigen Portionsgrößen, gesunden Kochverfahren und dem Kaloriengehalt ihrer Gerichte
- Kantinen und Restaurants: Genau hinschauen und nachfragen
- Gehe lieber seltener in Restaurants – bevorzuge dafür sehr gute Lokale
- Lieber kleine Portionen bestellen
- Meide Speisen, die mit viel Fett zubereitet werden, viel Sauce beinhalten oder zuckerreich sind
- Bevorzuge Gerichte mit viel Gemüse, magerem Fleisch und wertvollen Kohlenhydraten
- „Nur belegte Brötchen", Salate oder auch asiatisches Essen enthalten häufig mehr Kalorien, als du denkst

Wer häufig außer Haus isst, der weiß, dass einem hier positive und auch negative Erlebnisse passieren können. Es gibt exzellente Gourmetköche, die Produkte toll kombinieren und wahre Geschmackserlebnisse zaubern. Kantinen mit Live Cooking und vielfältiger, frischer Auswahl. Aber es gibt auch die Gegenbeispiele: Raststätten, in denen undefinierbare Produkte in fettigen Saucen den ganzen Tag herumliegen. Kantinen, die auch in heißen Sommertagen nur schwere Gerichte auftischen. Fast-Food-Restaurants nach deren Besuch du nach Frittenfett stinkst.

Problem ist, dass in der Gastronomie häufig keine ausgebildeten Köche, sondern günstige Aushilfskräfte ohne große Erfahrung eingesetzt werden. Und selbst wenn Profiköche am Werk sind, so kommt es denen v.a. auf den Geschmack an „Und den bekommt man nun einmal durch die Zugabe von Fett am einfachsten hin".[55] Die gesundheitlichen Aspekte stehen nicht im Mittelpunkt der Ausbildung. So hat eine amerikanische Studie ergeben, dass mehr als die Hälfte der befragen Köche gar nicht oder nur etwas vertraut war mit dem Kaloriengehalt ihrer Speisen! In Deutschland ist es genauso: im Berlin-Brandenburg-Check, den ich neulich im Fernsehen sah, wusste keiner der Gastronomen Bescheid über den Kaloriengehalt und auch die Nährwerte seines Essens![56] Sie waren regelrecht überrascht über die Ergebnisse, die ihnen das Fernsehteam präsentierte.

Sie können alles, was Sie im Restaurant bekommen, auch selber kochen, oftmals sogar besser. Wegen der vielen Butter oder Sahne in den Gerichten denkt man nur, dass es außer Haus gut schmeckt. Das tut es aber gar nicht immer.

Felix Ahlers, Vorstandschef und Teileigentümer der Frosta AG, Ausbildung zum Koch im Pariser Sterne-Restaurant Le Bristol[57]

Auch bei den Portionsgrößen liegen die Köche – die ja eigentlich Ernährungsexperten sein sollten – häufig falsch. In den USA wurden 300 Küchenchefs beauftragt normal große Portionen zu servieren. 75% fanden ihre Portionen angemessen – allerdings überschritten sie das empfohlene Maß um das 2-4-fache.[58] Und wenn einem deutlich zu viel aufgetischt wird – dann isst du das meistens trotzdem, denn es ist ja eh bezahlt! Wie heißt der Spruch so schön „Lieber den Magen verrenkt, als dem Wirt was geschenkt."

---

[55] Gerhard Jahreis, Ernährungswissenschaftler, Universität Jena in Küchen-Zauber, Süddeutsche Zeitung, 12. August 2013, S. 16
[56] Der Berlin-Brandenburg-Check, Fastfood, RBB Radio Berlin-Brandenburg, 2. Oktober 2013, 20.15 Uhr
[57] „Auf dem Meer bin ich alleine", Interview mit Felix Ahler, Welt am Sonntag, 6. Oktober 2013, S. 42
[58] Küchen-Zauber, Süddeutsche Zeitung, 12. August 2013, S. 16

Zudem ist das Essen außer Haus meist noch relativ teuer. **Daher ist mein übergeordneter Tipp: Lieber selber kochen und das so eingesparte Geld in gute Zutaten sowie professionelle Ausstattung der Küche stecken.** Doch kommen wir zurück zum Essen außer Haus.

Kantinen und Restaurants: Genau hinschauen und nachfragen

Viele Berufstätige sind mittags angewiesen auf ihre Kantine. Ein kurzer Ausflug nach Hause, um Mittagessen zu kochen ist fernab der Realität und auch nicht erstrebenswert. Daher ist es wichtig den richtigen Umgang mit den dort angebotenen Speisen zu lernen.

Da du selber nicht Herr der Zubereitung bist, solltest du hier **genau hinschauen**, was für Zutaten verwendet wurden und wie sie verarbeitet worden sind. Teilweise ergeben die Bezeichnungen der Gerichte nur teilweise Aufschluss darüber, dann sollte sich einfach mal trauen und nachfragen.

Wenn man sich die Lieblingsgerichte in deutschen Kantinen anschaut, so ist das kein Ausdruck von gesundem Essen

- Platz 1: Schnitzel mit Pommes frites. Das Schnitzel wird hierbei paniert und frittiert. In Summe ergibt das dann 750 kcal
- Platz 2: Currywurst mit Pommes frites. Die Wurst beinhaltet viel Bauchspeck vom Schwein und hat damit schon roh einen Fettanteil von 29%. Dann wird sie meist noch frittiert. Mit den Pommes ergibt das zusammen 1.000kcal.

Beobachte deine Kantine intensiv, schaue dir die Produkte an und interessiere dich dafür, wie gekocht wird. Denn nur, wenn sich die Mitarbeiter auch für das Essen interessieren und nachhaken ist es realistisch, dass eine Verbesserung eintreten kann.

Achte hierbei besonders darauf
- welche Zutaten werden verwendet (z.B. mageres oder fettes Fleisch)?
- welche Saucen werden angeboten?
- wie werden die Gerichte zubereitet (wird alles frittiert oder besser im Konvektomat erhitzt)?

Im Restaurant kannst du im Regelfall noch weniger Einblick nehmen, was verarbeitet wird und wie gearbeitet wird. Bei deinen Stammrestaurants findest du mit der Zeit sicher heraus, welche Gerichte von der Karte gut für dich sind und welche nicht. Das mit diesem Buch erworbene Basiswissen hilft dir dabei immer mehr Gerichte von den Karten zu beurteilen und einzuschätzen. Durch Üben wirst du hier zum Meister.

Gehe lieber seltener in Restaurants – bevorzuge dafür sehr gute Lokale
Ein Besuch im Restaurant kann ein Highlight sein. Der Koch kann ein richtiger Profi sein, der hochwertige Zutaten gekonnt verarbeitet und die Teller toll anrichtet. Ein charmanter Service bringt dir die Speisen zügig an deinen Tisch und sorgt sich um dein Wohlbefinden. Das Lokal hat ein schönes Ambiente, ist stilvoll eingerichtet – und du fühlst dich wohl. Solche Restaurants geben dir positive Lebensenergie und bereichern dein Leben. Merke dir daher solche Adressen und kehre zurück! Meine Devise ist: Wenn ich in Restaurants gehe, dann möchte ich dort etwas erleben, was ich zuhause nicht kochen kann. Das kann ein Rindersteak von exzellenter Qualität sein, ein perfekt angebratener frischer Fisch oder ein toller Auberginenauflauf (die gelingen mir komischerweise nie so gut). Dann darf es auch etwas mehr kosten. Um jedoch ein einfaches Putenschnitzel zu essen oder Spaghetti Bolognese, da brauchst du nicht in ein

Lokal zu gehen. So etwas kannst du zuhause ebenso einfach selber kochen.

Lieber kleine Portionen bestellen: Eine große Portion Pommes frites ist häufig doppelt so groß wie eine kleine – und liefert damit auch doppelt so viel Energie.

Meide Speisen, die mit viel Fett zubereitet werden, viel Sauce beinhalten oder zuckerreich sind

Da Fett viele Kalorien beinhaltet, solltest du alle Produkte meiden, die mit viel Öl zubereitet worden sind. Das sind vor allem frittierte Produkte, aber auch in der Pfanne Gebratenes – je nach Kochverfahren der Küche – und in Öl eingelegte Antipasti etc. Speisen mit viel Sauce solltest du ebenfalls nur in reduzierten Mengen verzehren, da hier meist intensiv mit Öl oder fettiger Sahne gearbeitet wird. Und die zuckerreichen Lebensmittel gilt es ebenfalls nur in Maßen zu konsumieren, da sie deinem Körper viel Kohlenhydratenergie zuführen. Der hieraus resultierende Kraftschub kommt zügig, erlischt aber schnell wieder, weil diese Kohlenhydrate schnell abgebaut werden und nicht lange vorhalten.

Bevorzuge Gerichte mit viel Gemüse, magerem Fleisch und wertvollen Kohlenhydraten

Ideal sind Gerichte, die viel Gemüse beinhalten, denn hiervor kannst du – bei richtiger Zubereitungsmethode - beliebig viel essen. Auch mageres und nicht paniertes Fleisch ist sehr gut. Die Kohlenhydrate sollten wertvoller Art sein – wie oben bereits beschrieben.

„Nur belegte Brötchen"

Ich habe ja nur ein belegtes Brötchen gegessen? Das hast du wahrscheinlich auch schon oft gehört bzw. gesagt. Du denkst, dass du im Vergleich zu einer regulären Hauptmahlzeit nur sehr wenig zu sich genommen hat. Doch ist das wirklich so?

Das „kleine belegte Brötchen" ist meist gar keine Kleinigkeit, sondern vom Energiewert schon eine volle Mahlzeit. Wenn du ein belegtes Brötchen erwirbst oder unterwegs isst, so lohnt es sich dieses einmal aufzuklappen und zu betrachten, was da eigentlich verarbeitet wurde. Auf dem Brötchen wird reichlich Margarine oder Remoulade (z.b. bei Fischbrötchen) aufgestrichen. Dieser Aufstrich zieht dann in das Brötchen ein und fungiert als „Klebmittel" für den Belag. Sowohl Margarine (700kcal/100g) als auch Remoulade (500kcal/100g) sind sehr kalorienhaltig. Selbst wenn nur geringe Mengen aufgetragen werden, steigt der Energiegehalt des Brötchens enorm.

Nun kommt noch der Belag obendrauf. Je nach Wahl ist das dann Salami, reichlich Käse, vielleicht sogar Frikadelle oder ein paniertes Schnitzel. Viele dieser Aufschnitte sind kalorienreich. Die Garnitur mit Salat bzw. Tomate ist hingegen sehr positiv zu bewerten.

Gegessen wird das Ganze dann meist wie ein Burger. Man versucht also krampfhaft das Brötchen erst auf mundgerechte Größe zusammenzudrücken. Dann schiebt man es in den Mund und spürt und schmeckt v.a. das Brotäußere. Der eigentlich leckere Belag innendrin verschwindet und trägt daher auch nicht groß zum Geschmackserlebnis bei.

Also: mit vernünftiger Belagwahl (magerer Kochschinken, Hähnchenbrust) kannst du das „belegte Brötchen" noch verbessern. Es bleibt das Grundproblem, dass häufig zu viel Margarine/Remoulade etc. verwendet wird. Weiterer Tipp: Nimm das Brötchen auseinander und iss Ober- sowie Unterteil getrennt. Somit spürst und schmeckst du den leckeren Belag viel intensiver. Zugleich gibt es den psychologischen Effekt, dass du doppelt so viel ist – in Realität bleibt es jedoch bei dem einen Brötchen.

Schnelles Essen (Fast Food)

Der Name „Fast Food" zeigt bereits, dass es sich hierbei nicht um eine gute Alternative handelt. Denn die Versorgung unseres Körpers mit lebenswichtigen Nährstoffen sollte eben nicht schnell (fast) erfolgen, sondern bewusst und genussvoll. Umso beachtlicher ist es, was die Fast-Food-Anbieter in ihre kleinen Mahlzeiten so alles hineinpacken – du kannst in kürzester Zeit sehr viele leere Kalorien quasi nährstoffbefreit essen.

Die Burger der klassischen Fast-Food-Anbieter liegen mit rd. 500 kcal pro Einheit im Mittelfeld. Problem: sie machen meistens gar nicht satt und du isst dann entweder mehrere oder kombinierst das ganze mit Pommes. Eine Alternative sind Wraps, die es jetzt bei immer mehr Ketten gibt.

Gibt es gutes Fast-Food? Überraschungssieger in den Fast-Food-Tests auf Kabel 1, RTL2 & Co. ist häufig der Döner. Im Vergleich zu Currywurst, Pommes, Fischbrötchen etc. schneidet er in den Disziplinen Kalorien, Fettgehalt sowie Ballaststoffe am besten ab. Er hat zwar einen schlechten Ruf, doch kombiniert der Döner proteinhaltiges Fleisch mit viel Salat und Gemüse sowie kohlenhydrathaltigem Brot. Alle drei wesentlichen Komponenten sind also integriert. Wichtig ist es dabei auf die Struktur des Fleisches zu achten. Wenn du dir den Drehspieß im Imbiss anschaust, so solltest du eine stückige Fleischstruktur erkennen können. Also einzelne Fleischteile, aus denen der Spieß zusammengesetzt wurde. Siehst du nur eine homogene Masse, so ist es ein purer Hackfleischspieß. Und für das Hackfleisch werden alle möglichen Fleischteile verwendet, er hat daher einen höheren Fettanteil. Mit rd. 600 kcal liefert der Döner ordentlich Kalorien, doch danach bist du auch satt.

Ein weiteres Problem bei Fast-Food bleibt der Müll. Ich weiß noch genau, wie wir mal mit der 4-köpfigen Familie bei McDonalds waren und jeder eine normale Portion gegessen hat. Am Ende blieb ein riesiger Müllberg übrig, der ein ganzes Tablett ziemlich hoch füllte. Da bekam ich ein schlechtes Gewissen, denn alles wanderte zusammen in die große Mülltonne und ich bin mir nicht klar, was und wie hier wirklich recyclet wird. Auf jeden Fall passt die Relation zwischen Müll- und Nahrungsmittelmenge überhaupt nicht. Alles wird nur 1x benutzt und danach direkt weggeschmissen – das kann nicht gut sein.

Asiatisch essen ist immer gesund?

Ich war einmal in Zürich auf einer Dienstreise und wollte mittags asiatische Nudeln mit Hähnchen und Gemüse essen. Als ich in der Box weiter nach unten gelangte, stellte ich fest, dass dort ein 2cm hoher See war - ein See aus Öl! Pfui Teufel dachte ich! Die stets als so gesund beschriebene asiatische Küche hat wie jede Küche der Welt gute und nicht so gute Facetten. Zumal die bei uns als chinesisch angebotenen Gerichte mit dem Essen im Heimatland sehr wenig zu tun haben und stark auf unseren Geschmack und unsere Essmethoden angepasst sind. Wenn beim Anbraten zu viel Öl verwendet wird, dann hat auch asiatisches Essen zu viel Energie. Dies gilt ebenso für „Hähnchen knusprig" oder „Ente kross". Hier wird eigentlich schönes Fleisch mit einer dicken Panade überzogen und dann 1x und manchmal sogar 2x frittiert. Das Ergebnis ist eine knusprige Panade, die viel Fett und Kohlenhydrate enthält. Aus dem gesunden eiweißhaltigen Fleisch ist ein knuspriges Produkt geworden, das ernährungstechnisch sehr ungesund ist.

Dasselbe gilt für die Gerichte mit Kokosmilch (die enthält 25% Fett) oder auch Curries, die mit Öl und Sahne gebunden werden.

Wenn du dieses Gerichte dann mit Reis verzehrst, so saugt der Reis bestens die Sauce auf. Lecker, aber natürlich mit hohem Energiewert versehen, denn so nimmst du auch all die öligen Bestandteile der Sauce auf.

Achte beim Asiaten also auf Gerichte, die nicht paniert oder mit Backteigen etc. versehen sind und bevorzuge Fleisch in natürlicher Form. Bei den Saucen nimmst du am besten klare Varianten und generell Gerichte mit wenig bis gar keiner Sauce.

Ein kleiner Salat hat einen guten Ruf – häufig zu Unrecht. Die Basiszutat Salatblätter sind wirklich sehr kalorienarm. Es sind die weiteren Zutaten, die einen gemischten Salat zum intensiven Kalorienträger machen können. Oliven zum Beispiel sind eine beliebte Ergänzung des Salates – haben jedoch bis zu 200kcal/100g. Kochschinken und Ei sind OK, kritischer wird es bei Käse. Gerade in mediterranen Salaten griechischer Art sind häufig größere Würfel von bröseligem Feta bzw. „Käse in Salzlake" verarbeitet. Das ist eine relativ günstige Zutat für den Gastwirt, v.a. wenn er nicht das Original aus Schaf- und Ziegenmilch, sondern die billige Variante aus Kuhmilch verwendet. Großzügig eingesetzt sieht der Salat so viel wertiger und spannender aus – hat aber bald die Kalorien einer normalen Hauptmahlzeit. 100g dieses Käses enthalten 300kcal und peppen den Salat ordentlich auf. Ähnliches gilt für Käsewürfel von Hartkäsen wie Gouda – all das solltest du meiden. Auch beim eigentlichen gesunden Thunfisch droht eine Falle. Aus Kostengründen und auch weil aromatischer wird häufig der in Öl eingelegte Thunfisch verwendet – meist sogar mit dem Öl aus der Dose. Das ist dann unnötige Fettzufuhr pur, zumal bei der Konservenherstellung selten hochwertige Pflanzenöle verwendet werden. Die größte Gefahr zur Kalorienerhöhung eines harmlosen Salates ist das Dressing. Hier sind nahezu alle Varianten als sehr kalorienreich einzuordnen und sollten dementsprechend sparsam eingesetzt bzw. vermieden werden. Neulich erlebte ich wie in unserer Bäckerei eine junge Frau morgens „einen kleinen Salat" nehmen wollte. Bei der Frage nach dem Dressing wählte sie „Essig-Öl". Und was folgte? Freihändig dosierte die Verkäuferin ein wenig Essig und einen großen Schuß Öl aus der Ölflasche auf den Salat. Wenn man davon ausgeht, dass solche eine Flasche 0,7 Liter enthält, dann schätze ich dass 1/7 = 100ml auf dem Salat landeten. Das macht dann schlappe 700kcal alleine für das Öl. Dies entspricht fast dem Kaloriengehalt einer kompletten Pizza! Und konterkariert komplett den Eindruck eines „kleinen Salates". Andere Dressings sind nicht viel besser. Egal ob sie Thousand Island, Joghurt, Kräuter oder wie auch immer heißen. Eine der Hauptzutaten ist häufig Öl – und damit sind sie hohe Energieträger.

Zuletzt wird ein Salat ja gerne noch mit Croutons und Pinienkernen verfeinert. Die kleinen und unschuldigen Pinienkerne haben es in sich. Mit 60% Fettgehalt und 670 kcal/100g übertreffen sie sogar Schokolade und fast alle Nüsse! Bei den Croutons hingegen ist – je nach Zubereitungsmethode – v.a. der hohe Kohlenhydratgehalt von rd. 70%, der den Energiegehalt steigert. Croutons haben rd. 500 kcal/100g, da sie sehr trocken und damit energiedicht sind. Teilweise werden sie auch noch sehr ölig zubereitet, dann kann der Wert sogar noch übertroffen werden. Mit diesen Verfeinerungen solltest du also sehr vorsichtig umgehen.

Kaffeegetränke

Kaffeegetränke werden immer ausgefallener. Produkte wie White Chocolate Mocca haben häufig nur noch einen sehr geringen Kaffeanteil. In einem großen Glas ist dann meist nur ein kleiner Espresso enthalten. Und der Rest? Der Rest ist Milch, Sahne, Zucker und Kakao. Damit ist das eigentlich kalorienfreie Getränk Kaffee eine wahre Kalorienbombe geworden. Solch ein großes Glas kann dann also leicht 500kcal erreichen – das entspricht einer Tafel Schokolade.

Aber auch die Klassiker Cappuccino sowie Latte Macchiato sind eigentlich eher Milchmischgetränke als Kaffeeprodukte. Hier wird meist nur eine kleine Espressotasse voll Kaffee eingesetzt – und der Becher mit Milch aufgefüllt. Je nach Milchsorte – häufig Vollmilch – hat solch ein Produkt dann 70kcal/100g. Und ein Cappuccino erreicht leicht 200kcal sowie ein Latte Macchiato bis zu 300kcal. Dazu gibt es dann noch häufig einen kleinen Keks – und aus der Kaffeepause ist eine größere Zwischenmahlzeit geworden.

Buffets: Bei großer Auswahl frohlockt unser Körper. Wir lieben die Vielfalt, wollen viel, möglichst alles probieren. Gleichzeitig denken wir noch ökonomisch. Das ausgegebene Geld wollen wir perfekt ausnutzen und essen daher besonders viel. Das ist gefährlich. Also empfiehlt es sich, dass du dir bei Buffets zunächst einen Grobüberblick verschaffst. Was gibt es alles, was interessiert dich, was möchtest du unbedingt probieren? Dann stellst du für dich einen kleinen Plan auf mit all den Gerichten, die du essen möchtest und die in Summe doch noch ein vernünftiges Maß ergeben. Was zuviel ist oder dir doch nicht so wichtig ist – weil es das eh überall gibt – das streichst du. Diesen Plan arbeitest du dann ab – von den Vorspeisen über den Hauptgang bis zum Nachtisch. Somit stellst du sicher, dass du das isst, was du essen möchtest – und bist nicht enttäuscht. Gleichzeitig kannst du so das Maß wahren und isst nicht zuviel.

Wichtig ist weiterhin, dass du beim Buffet nichts aufessen musst. Wenn du eine Speise von deinem Teller probierst und sie schmeckt doch nicht so gut wie erwartet – dann lass sie einfach liegen und den Teller abräumen. Nicht nur bei einem Buffet, auch generell darfst du so etwas in unserer Überflussgesellschaft. Die Produkte, die auf dem Buffet nach dem Essen übrigbleiben, müssen aus hygienischen Gründen ohnehin vom Restaurant entsorgt werden und dürfen nicht weiterverwendet werden. Mir geht es häufig so, dass ich mir eine tolle Vorstellung mache wie das Produkt schmecken sollte. In Realität schmeckt es dann oft gar nicht so gut, auch wenn es vielleicht perfekt aussah. Dann Stopp und nicht mehr weiteressen. Dafür lieber von einem anderen Gericht auf dem „Wunschplan" für das Buffet etwas mehr nehmen und den guten Geschmack genießen.

Lieber etwas mitnehmen als unterwegs nur Junkfood essen

Eine gute Alternative ist es auch, wenn du dir für unterwegs selber etwas mitnimmt. So bist du der Herr der Zutaten. Gleichzeitig kannst du essen, wann du möchtest und Hunger hast. Du musst also nicht bei plötzlichem Hunger ganz schnell auf die Suche nach Nahrung gehen und greifst dann vielleicht notgedrungen bei einer eher schlechten Alternative zu. Ich meine jetzt nicht, dass du dir nur Karotten etc. einpacken sollst. Nein, kombiniere verschiedene Produkte. So kannst du Karotten mit dem Sparschäler vorschälen. Zusätzlich nimmst du ein Vollkornbrötchen mit und belegst es mit deinem Lieblingsbelag. Oder du nimmst das Brot sowie den Belag getrennt mit. Das hat den Vorteil, dass es nicht matschig wird, weil der feuchte Brotbelag langsam das Brot durchdringt. Besser ist es die einzelnen Teile getrennt zu transportieren. Wenn es sich anbietet, nimmst du dir noch ein Messer mit, womit du das Brot ggf. schneiden und den separat mitgebrachten Belag portionieren kannst. Dann hast du eine perfekte frisch zubereitete Mahlzeit. Sicherlich kein 3-Sterne-Menü, doch du kannst bestimmen, was es gibt – auch wenn keine wahren Alternativen vorhanden sind.

11. Vertrag und Formularblätter

In diesem Kapitel findest du gesammelt alle Formularblätter, die für die Arbeit mit diesem Buch wichtig sind.

Mein Vertrag

Trage hier handschriftlich deinen persönlichen Vertrag mit dir selbst ein. Stelle sicher, dass du alle Kriterien integriert hast, die oben beschrieben wurden

Ernährungstagebuch
Woche vom __.__.____ bis zum __.__.____
Teil 1

Montag
- Früh:
-
- Mittag:
-
- Abend:
-
- Sport und Befinden:

Dienstag
- Früh:
-
- Mittag:
-
- Abend:
-
- Sport und Befinden:

Ernährungstagebuch
Woche vom __.__.____ bis zum __.__.____
Teil 2

Mittwoch
- Früh:
-
- Mittag:
-
- Abend:
-
- Sport und Befinden:

Donnerstag
- Früh:
-
- Mittag:
-
- Abend:
-
- Sport und Befinden:

Freitag
- Früh:
-
- Mittag:
-
- Abend:
-
- Sport und Befinden

Ernährungstagebuch
Woche vom __.__.____ bis zum __.__.____
Teil 3

Samstag
- Früh:
-
- Mittag:
-
- Abend:
-
- Sport und Befinden:

Sonntag
- Früh:
-
- Mittag:
-
- Abend:
-
- Sport und Befinden:

Allgemeine Anmerkungen zum Wochenverlauf

Ernährungstagebuch (Beispiel)
Woche vom 14.02.2013 bis zum 20.02.2013

Montag

- Früh: Apfel – Mehrkornbrötchen groß – Frischkäse – Gouda – Konfitüre Erdbeere
- Apfel – Snickers (Zwischenmahlzeiten
- Mittag: Salat – Hähnchenschnitzel mittelgroß – Brokkoli -Blumenkohl-Gemüse – Sauce Hollandaise viel
- 3 Kekse – 2 Bonbons
- Abend: Eiersalat – 3 Scheiben Baguettebrot – Camembert - Salami
- 150g Vanillepudding
- Sport und Befinden: langer Spaziergang – voller Energie gefühlt

Diese Lebensmittel vertrage ich nicht und werde sie deswegen meiden:

1.
2.
3.
4.
5.
6.
7.
8.
9.
10.

Meine Rettungs-Süßwaren sind:

1.
2.
3.
4.
5.

12. Weiterführende Buchempfehlungen etc.

- Gut eingekauft – Ein Wegweiser durch die Welt der Lebensmittel, 2009, Rewe Verlag, Köln

- Food, Die ganze Welt der Lebensmittel, Christian Teubner, Gräfe und Unzer, 2011: Tolle Fotos zeigen das Universum der Lebensmittel

- Die große Teubner Küchenpraxis, Gräfe und Unzer, 2008: Ergänzt die ganze Welt der Lebensmittel noch um konkrete Tipps und Hinweise zur Zubereitung

- Dr. Oetker Grundkochbuch, Heyne, 2011: Hier werden die Klassiker der Küche einfach erklärt

Internet

www.fettrechner.de	Kalorientabelle, Kalorienrechner, BMI-Rechner etc.
www.in-form.de	Saisonkalender, Rezepte
www.waswiressen.de	Spannende Information über einzelne Nahrungsmittel

Apps für Iphone etc.

Codecheck	Inhaltsstoffe, Gütesiegel, Nährwertampel
AID Saisonkalender	Wann ist Saison? Heimischer Anbau und Importware
WWF Fischratgeber	Smilies erklären zu den Fischsorten, welche bedenkenlos gegessen werden können und welche nicht
E-Nummern-Finder	Erklärungen zu den einzelnen E-Nummern

13. Glossar

Bio[59]

- Die Begriffe Bio (Biologische Landwirtschaft), aus kontrolliert biologischem Anbau sowie Öko sind durch EU-Recht geschützt. Hierfür gelten die Kriterien des europäischen staatlichen Bio-Siegels, z.B. mind. 95% der Inhaltsstoffe aus Öko-Anbau.
- Zusätzlich gibt es private Siegel (z.b. Demeter, Bioland, Naturland), die strengere Kriterien verlangen
- Du kannst dich grundsätzlich darauf verlassen – ist ein Siegel drauf, ist Bio drin!

- EU-Bio-Siegel

Biologische Wertigkeit von Eiweiß: gibt an, wie viel Gramm Körperprotein aus 100g verzehrtem Protein gewonnen werden kann. Tierisches Eiweiß ähnelt am ehesten dem Körperbau des Menschen – daher ist die biologische Wertigkeit hier sehr hoch, es wird vom Körper leicht aufgenommen.

BMI – Body Mass Index
$$BMI = \frac{\text{Körpergewicht (z.B 70kg)}}{(\text{Körpergröße in m})^2}$$

DGE – Deutsche Gesellschaft für Ernährung e.V.
Beschäftigt sich seit Gründung im Jahr 1953 mit allen auf dem Gebiet der Ernährung auftretenden Fragen und stellt Forschungsbedarf fest. Publiziert Empfehlungen und führt

---

[59] http://de.wikipedia.org/wiki/Bio-Siegel

Veranstaltungen durch. Engagiert sich v.a. in der Ernährungsaufklärung.

Konvektomat – ein Heißluftofen, der v.a. in professionellen Küchen eingesetzt wird. Neben heißer Luft kann hier zusätzlich Dampf zum Garen eingesetzt werden. Das Gerät bietet sehr vielfältige Möglichkeiten zum schonenden und fettreduzierten Erhitzen von Speisen.

Polyphenole - gehören zu den sekundären Pflanzenstoffen, die beim Menschen positive Wirkung zeigen. Wichtige Gruppen sind Phenolsäuren, Anthocyane und Flavonoide. V.a. die Flavonoide sind sehr verbreitet und als Farb-, Aroma- und Gerbstoffe in roten Beeren, Gemüse, Tee und Nüssen enthalten. Schätzungen zufolge nehmen wir täglich 0,4 bis 1g Polyphenole auf. Sie haben einen maßgeblichen Einfluss auf Farbe, Geschmack und Mundgefühl pflanzlicher Lebensmittel – und auch auf die Gesundheit. So ist v.a. die antioxidative Wirkung der Polyphenole erwiesen. Sie binden freie Radikale und können so verschiedene Alterungsprozesse hemmen. Sie können den Blutdruck regulieren, Arteriosklerose vorbeugen und die Blutfettwerte verbessern.

Radikalfänger – können bestimmte reaktionsfreudige Moleküle im menschlichen Körper unschädlich machen.

Sauerteig – ein Teig zur Herstellung von Backwaren, der vom Bäcker kontinuierlich durch Milchsäurebakterien und Hefe in Gärung gehalten wird. Er pflegt diesen Teig über Jahre oder sogar Jahrzehnte und setzt jeden Tag ein Stück davon seinen Backwaren zu. Dabei wird Kohlendioxid produziert und so der Teig aufgelockert. Ein Sauerteig verbessert Verdaulichkeit, Aroma, Geschmack, Haltbarkeit und Schnitt von Backwaren.

Stoffwechsel (Metabolismus)

- Unser Körper ist ein kleines biochemisches Kraftwerk, das komplett eigenständig funktioniert. Ein wirkliches Wunder, wenn du näher hinschaust.
- Die Energiegewinnung des Körpers erfolgt aus Kohlenhydraten, Fetten und Eiweißen. Im Magen werden die Nährstoffe in ihre Bestandteile zerlegt: Kohlenhydrate werden zu Einfachzuckern, Eiweiße zu Aminosäuren, Fette zu Fettsäuren und Glyceriden abgebaut. Der darauffolgende Darm kann die Nährstoffe nur in dieser zerlegten Form resorbieren und in das Blut überführen.
- Mit dem Blutkreislauf werden die Nährstoffe dann in sämtliche Zellen des Körpers transportiert.
- Danach erfolgt in den Zellen der eigentliche Stoffwechsel-Prozess, ein biochemischer Vorgang des Abbauens, Umbauens und Aufbauens. Hierbei gibt es verschiedene Arten:

1. Kohlenhydratstoffwechsel: bei der Verdauung wurden die komplexen Kohlenhydrate in Einfachzucker (wie Glukose, Fruktose) zerlegt. Diese Zuckermoleküle gelangen über das Blut in die Zellen. Hier kann der Körper aus den Einfachzuckern Energie gewinnen (=Stoffwechsel). Gibt es gerade genug Energie, wird der Einfachzucker in der Leber oder Muskulator zu Mehrfachzuckern umgebaut und gespeichert.

2. Eiweißstoffwechsel (Aminosäurestoffwechsel): die im Darm gewonnenen Aminosäuren kommen wieder mit dem Blut in die Zellen. Dort können sie zur Energiegewinnung oder zum Aufbau von Muskelzellen, Hormonen und Enzymen eingesetzt werden.

3. Fettstoffwechsel: dient vor allem der Energiegewinnung und –speicherung. Zudem wird Fett für die Bildung von Hormonen und Botenstoffen eingesetzt.

4. Mineralstoffwechsel: stellt zum Beispiel Calcium und Phosphor für den Aufbau der Knochen bereit

- Bei einer Stoffwechselstörung funktioniert die Verwertung nicht richtig. Krankheiten wie Diabetes (Kohlenhydratstoffwechsel) sind die Folge.

Zusatzstoffe:
- Sie sollen die Eigenschaften von Lebensmitteln positiv beeinflussen, d.h. Geschmack verbessern, Haltbarkeit verlängern oder technologische Verarbeitung erleichtern.
- In der EU sind 320 Zusatzstoffe zugelassen, die in verschiedene Klassen unterteilt werden
- Konservierungsstoffe: schützen vor Verderb. Heute lässt sich durch bessere Hygiene in den Betrieben, eine gute Kühlkette und neue Verfahren (wie z.b. Schutzatmosphäre) der Einsatz stark reduzieren.
- Antioxidationsmittel: verhindern das Ranzigwerden
- Säuerungsmittel/-regulatoren: steuern den Säuregrad und verleihen einen sauren Geschmack
- Trennmittel
- Schaumverhüter
- Füllstoffe: füllen das Produkt ohne zu dessen Gehalt an Energie beizutragen
- Emulgatoren: verbinden Flüssigkeiten, die sich normalerweise nicht mischen lassen, z.b. Wasser und Öl in Margarine
- Schmelzsalze: erreichen z.b. einen homogenen Käse
- Festigungsmittel, Geliermittel: festigen Produkte oder führen zur Gelierung
- Geschmacksverstärker: teilweise Hefeextrakt genannt, führen dazu, dass du schwer aufhören kannst zu essen. Auch Glutamat gehört zu dieser Gruppe.
- Feuchthaltemittel: verhindern Austrocknung
- Modifizierte Stärken: zum Andicken
- Backtriebmittel: vergrößern das Volumen eines Teiges

- Stabilisatoren: verhindern das Entmischen oder Absetzen von Stoffen
- Verdickungsmittel: erhöhen die Viskosität
- Kaumasse.
- Süßungsmittel
- Farbstoffe
- Gekennzeichnet werden sie mit den E-Nummern. E steht dabei für EG bzw. EU und bedeutet, dass der Stoff in der EU zugelassen ist. Eine Liste aller Stoffe gibt es z.B. hier
- http://www.aid.de/verbraucher/zusatzstoffe_kennzeichnung.php
- Es werden nur Stoffe zugelassen, die gesundheitlich geprüft und bewiesenermaßen unbedenklich sind.
- Um Verbraucher vor gesundheitsschädlichen Nebenwirkungen zu schützen, gibt es Grenzwerte. Die sind in der Regel so niedrig angesetzt, dass eine enorme Überschreitung der Werte nötig ist, um de Körper zu schaden.
- Gleichwohl bleibt die Frage, ob du etwas zu dir nehmen musst, auf das du eigentlich verzichten kannst.